霍乱防控
关键技术手册

陈中文　燕　勇　主编

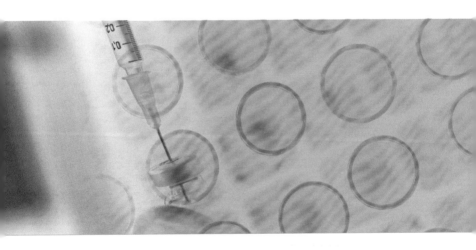

U0345566

江西科学技术出版社

江西·南昌

图书在版编目（ＣＩＰ）数据

霍乱防控关键技术手册 / 陈中文，燕勇主编. -- 南昌 : 江西科学技术出版社，2023.8
ISBN 978-7-5390-8624-8

Ⅰ. ①霍… Ⅱ. ①陈… ②燕… Ⅲ. ①霍乱－传染病防治－手册 Ⅳ. ①R516.5-62

中国国家版本馆CIP数据核字(2023)第120321号

国际互联网（Internet）地址：http://www.jxkjcbs.com

选题序号：ZK2023171

霍乱防控关键技术手册 HUOLUAN FANGKONG GUANJIAN JISHU SHOUCE　　陈中文　燕　勇　主编

出版发行	江西科学技术出版社有限责任公司
社址	南昌市蓼洲街2号附1号
	邮编：330009　电话：(0791)86615241　86623461（传真）
印刷	浙江全能工艺美术印刷有限公司
经销	各地新华书店
开本	850mm×1168mm　1/32
字数	70千字
印张	3　彩插4P
版次	2023年8月第1版
印次	2023年8月第1次印刷
书号	ISBN 978-7-5390-8624-8
定价	20.00元

赣版权登字-03-2023-136
版权所有，侵权必究
（赣科版图书凡属印装错误，可向承印厂调换）

《霍乱防控关键技术手册》编委会

主　编	陈中文　燕　勇
副主编	富小飞　张成文　朱国英　吴益康　胡　洁
编　委	吕沈聪　李　萍　王　蔚　亓云鹏　王恒辉
	吉季梅　高　蕾　占　利　汪　川　孙桂芹
	杨　珺　杨章女　王远航　何培彦　高雯洁
	陈黎霞　贾　磊　葛志坚　陈兴英　王炫征

图书策划：冯智慧

出版统筹：杭州科达书社

序

  霍乱是一种古老的急性肠道传染病，具有发病急、传播快等特点，极易引起大流行。迄今已发生七次全球大流行。世界卫生组织（ＷＨＯ）认为，目前仍处在第七次全球大流行中，此次大流行历时最长，每年有100多万人感染霍乱，超过2万人死于该病。尽管霍乱一直作为全球性重点防治的传染病和检疫传染病进行防控，但卫生经济条件相对落后的亚洲、非洲、拉丁美洲的某些地区仍时有发生。我国江南、华南等地区由于水网发达，霍乱一旦暴发极易迅速传播，故而至今仍是江南、华南等地的重点防治对象。

  本书是在总结江南地区多年的霍乱防控经验，参阅国内外相关书籍及专业报道，以及ＷＨＯ和中美疾病预防控制中心（ＣＤＣ）防控策略的基础上形成。本书的内容设置以快速应对、高效防控为目标导向，以防控关键环节和步骤为分析重点，以分子检测及其他快速检测为手段，具有简单、明快、易行等特点，是霍乱防控应急现场及临床工作人员的实用参考书。本书既保证了内容的科学性、前瞻性，又突出了应用的针对性和实用性，相信能为我国的霍乱防控工作和疾控事业作出应有的贡献。

复旦大学 陈 力

2023年3月

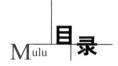

4 实验室检测

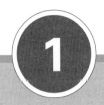

霍乱病原学

1.1 霍 乱

霍乱（Cholera）是由O1或O139群霍乱弧菌引起的急性肠道传染病，典型病例以剧烈水样腹泻为主要症状，可在短时间内引起脱水、电解质平衡失调、代谢性酸中毒，严重者可迅速发展为循环衰竭，导致死亡。现在轻型病例较为多见，并存在带菌者。该病的行为特征为发病急、传播快、波及范围广，能引起大范围乃至世界性的大流行。自1816年以来，已发生七次霍乱全球大流行，世界卫生组织（WHO）认为当前仍处在第七次全球大流行中，此次流行历时最长，据全球霍乱控制机构（GTFCC）数据显示，全球每年有130万~400万人感染霍乱，2.1万~14.3万人死于霍乱[1]。霍乱是我国《中华人民共和国传染病防治法》规定的甲类传染病,《中华人民共和国国境卫生检疫法》(2007年中华人民共和国主席令第83号)及《国内交通卫生检疫条例》(1998年中华人民共和国国务院令第254号)将其列为检疫传染病之一。

1.2 霍乱弧菌

1.2.1 分类学

霍乱弧菌(Vibrio cholerae)属弧菌科(Vibrionaceae)弧菌属(Vibrio),按照菌体脂多糖抗原的不同,已分出210余个血清群,目前仅O1群和O139群霍乱弧菌的产毒株会导致霍乱流行,O1和O139群的非产毒株及其他血清群霍乱弧菌仅会引起偶然的散发病例或导致很小规模的暴发。另外,据相关报道,一些非O1、非O139群的产毒株与局部暴发的中重度腹泻有关。

1883年,德国的科赫(Robert Koch)首次分离出霍乱弧菌;1892年,国际卫生会议将霍乱纳入国际卫生检疫疾病。其后,病原学研究证明第六次霍乱世界大流行由O1群霍乱弧菌古典生物型(Classical biotype)引起;而始于1961年的第七次霍乱大流行的病原菌则为O1群的埃尔托生物型(El Tor biotype)。1992年10月,印度暴发O139群产毒菌株引起的霍乱,所幸目前该血清群导致的疫情范围还局限在东南亚、东亚部分国家。O139群霍乱弧菌产生与霍乱弧菌相同的毒素,其感染导致的致病机制与O1群相同,因此属于霍乱的报告和处理范畴。

1.2.2 基因组

霍乱弧菌是基因组复杂、生化代谢和基因差异较大的菌群，目前流行的O1群和O139群产毒株是其中一类特殊的菌群（克隆群），具有霍乱毒素基因和携带毒素基因的溶原性噬菌体 *CTXΦ* 基因簇，基因组非常相似，进化上呈高度克隆化。不同血清群霍乱弧菌的基因组差异较大，特别是非产毒的O1、O139群以及非O1、非O139群。霍乱弧菌有两个环状染色体。第一个被测序的菌株是O1群埃尔托型产毒株N16961，两个染色体DNA大小各分别为2 961 146 bp（染色体I）和1 072 314 bp（染色体II），共预测了3 885个基因的阅读框，其中染色体I上有2 770个，染色体II上1 115个。大部分的霍乱弧菌生存所需基因位于染色体I上。

在O139群与O1群埃尔托型的流行菌株之间，最主要的差异集中在两个区域。第一个是编码O抗原的基因，这也是二者之间血清群差异的根本所在。第二个是弧菌毒力岛VPI-II中的20余个基因的区域，该区域中包含了编码神经氨酸酶的基因。基因组其他部分则非常相似。

1.2.3 血清学

根据霍乱弧菌表面脂多糖抗原（O抗原）的不同，霍乱弧菌可分为210余个血清群，由多个基因控制霍乱弧菌O抗原的合成。这些基因簇位于染色体上。而霍乱弧菌的鞭毛抗原（H抗原）相同。

按菌体抗原成分的不同，O1群霍乱弧菌可分成3个血清型：小川型（Ogawa），含A、B抗原因子，也含少量C因子成分；

稻叶型（Inaba），含A、C因子；彦岛型（Hikojima），含A、B、C因子。A为群特异性抗原，B、C为型特异性抗原。小川型单价血清即B因子血清，稻叶型单价血清即C因子血清。由于小川型菌株含有少量C抗原，在稻叶单价血清中常出现弱凝集；但稻叶型菌在小川型单价血清中并不起反应。彦岛型菌很少见，是小川型与稻叶型的中间型，在鉴定时，必须与两型单价血清都呈强的凝集，且试管凝集滴度均达到两单价血清原效价一半以上才能确认。

O139群霍乱弧菌不与O1群血清及其A、B、C因子血清发生凝集，但能和O22群、O155群霍乱弧菌及O1群霍乱弧菌粗糙型发生交叉凝集，故用O139群霍乱弧菌O抗原制备的诊断血清必须经过上述至少三群菌株的吸收。

在病例检测或是在实验室保存与传代过程中，O1群霍乱弧菌分离株存在血清型别转变，甚至同一霍乱患者在不同时段可分离出小川、稻叶和彦岛三种血清型菌株。在实验室无菌小白鼠经口感染可以得到"小川→稻叶""稻叶→小川""光滑→粗糙""粗糙→光滑"的变异株。血清型转变与一个称为$rfbT$的基因表达有关，当其表达正常，表现为小川血清型；当该基因发生变异或基因产物功能低下时，表现为稻叶血清型。

1.2.4　培养特性

霍乱弧菌的营养要求不高，在普通培养基上生长良好，属兼性厌氧菌，生长温度为16~42℃，培养温度以37℃适宜。钠离子可刺激其生长，但在高于8% NaCl的环境中不生长。霍乱弧菌可繁殖的pH为6.0~9.2，适宜的pH为7.2~7.4。因此，用于初分离的选择性培养基和增菌培养基的pH可选择8.4~8.6（也有使用pH 9.2的培养基），以抑制其他细菌生长。O1、O139群霍乱弧菌是繁殖速度最快的两种细菌，在碱性蛋白胨水（APW）中生长迅速，在培养的最初数小时其生长可超过大肠杆菌，特别是O1群埃尔托型霍乱弧菌培养2~3 h后，有些可在培养液体表面形成菌膜。人们常利用这种生长速度快和好氧性的特点，在培养6~8 h后，取液体上层生长物作弧菌分离。

为提高检出率，一般使用选择性培养基进行分离培养。霍乱弧菌的选择性分离培养基有强、弱之分，强选择性的分离培养基主要包括硫代硫酸盐柠檬酸盐胆盐蔗糖（TCBS）琼脂、庆大霉素琼脂、4号琼脂等；弱选择性分离培养基主要包括碱性琼脂、碱性胆盐琼脂。TCBS在全球应用广泛，并为WHO推荐，可同时分离霍乱弧菌、副溶血弧菌；庆大霉素琼脂、4号琼脂则是我国科学工作者研制的用于分离霍乱弧菌的强选择性培养基。

1.2.5　形态特征

霍乱弧菌为革兰氏阴性细菌，自患者新分离的O1群霍乱弧菌，在显微镜下观察为短小稍弯曲的杆状菌，无芽孢，无荚膜，菌体两端钝圆或稍平，一般长1.5~2.0 μm，宽0.3~0.4 μm。菌体单端有一根鞭毛，可达菌体长度的4~5倍，运动极为活泼，在暗视野显微镜下观察，呈快速穿梭状。O139群霍乱弧菌的形态及运动与O1群霍乱弧菌相似，但在电镜下一般可见菌体周围包裹着一层比较薄的荚膜。

1.2.6 生化特性

霍乱弧菌能发酵多种糖类，对葡萄糖、麦芽糖、甘露糖、甘露醇、蔗糖、半乳糖、D-果糖（左旋糖）、糊精和可溶性淀粉产酸不产气，迟缓发酵乳糖，不发酵阿拉伯糖、卫茅醇、水杨素、木胶糖、侧金盏花醇和肌醇。

由于目前仅O1群和O139群霍乱弧菌具有较大的公共卫生意义，在进行诊断血清凝集确认之前通常不需要进行生化特性的测定。在未诊断血清或诊断单抗时，下列生化试验中有辅助筛选作用。

（1）氧化酶试验（Oxidase test）。弧菌属细菌大部分为阳性（其中仅麦氏弧菌与产气弧菌氧化酶阴性），可区分于肠杆菌科细菌。

（2）黏丝试验（String test）。弧菌属细菌大部分为阳性（但某些副溶血弧菌为阴性），有助于区分非弧菌如气单胞菌属细菌。

（3）克氏双糖铁（Kligler iron agar，KIA）和三糖铁琼脂（Triple sugar iron agar，TSI）生长。霍乱弧菌迟缓发酵乳糖，在 KIA/TSI 上的反应类似于不发酵乳糖的肠杆菌科细菌，可用于排除假单胞菌属和部分肠杆菌科细菌。

（4）赖氨酸铁琼脂（Lysine iron agar，LIA）生长。霍乱弧菌LIA的典型反应是碱性（紫色）斜面，碱性（紫色）底层，不产气，不产生H_2S，有助于筛选气单胞菌属和不产生赖氨酸脱羧酶的其他弧菌。

（5）弧菌抑制剂O/129（2,4-diamino-6,7-diisopropylpteridine phosphate，二氨基二异丙基喋啶）敏感试验。O1 群霍乱弧菌

90%以上对10 µg/mL O/129敏感，但大部分O139群霍乱弧菌具抗性。

（6）V-P试验（Voges-Proskauer test）。检查弧菌分解葡萄糖是否产生乙酰甲基甲醇。大多数埃尔托型霍乱弧菌和O139群霍乱弧菌V-P试验阳性，而古典型霍乱弧菌多数为阴性。因此，用其来鉴别霍乱弧菌古典型与埃尔托型尚有一定意义。

1.2.7　毒力和致病性

霍乱弧菌的致病性表现为弧菌进入小肠后，靠活泼的鞭毛运动穿过黏膜表面的黏液层，黏附于小肠上皮细胞刷状缘的微绒毛上，定居繁殖并分泌霍乱毒素（Cholera toxin，CT），导致大量水分由细胞内进入肠腔，超过肠道的吸收能力，以致出现大量腹泻和呕吐。霍乱弧菌主要的毒力组成包括霍乱毒素（CT）和毒素共调菌毛（Toxin coregulated pilus，TCP）等。

（1）CT。CT是霍乱弧菌的主要毒力因子，也是已知的致泻毒素中最强烈的。不产CT的霍乱弧菌对人不致病或偶然有些菌株引起腹泻。CT为典型的A-B亚单位型毒素，一个全毒素蛋白包括1个A亚单位（CT-A）和5个B亚单位（CT-B）。A亚单位分子量约27.2 kDa，包括A1和A2两个多肽。A1是毒素的生物学活性部分，A2起连接A1与B亚单位的作用。成熟的B亚单位约11.6 kDa，为非毒素蛋白，负责毒素与宿主细胞表面膜受体（GM1神经节苷脂）的结合，介导CT-A进入细胞。CT-A激活腺苷酸环化酶，使环磷酸腺苷（cAMP）含量增高。cAMP是细胞内的关键信使分子，其浓度升高激活了一个cAMP依赖的蛋白激酶，引起蛋白质磷酸化。在隐窝细胞内，蛋白质磷酸化导致Cl⁻分泌增加，在绒毛细胞内，可导致NaCl偶联吸收能力降低。由于离子交换紊乱，造成肠内水、离子丢失，引起严重的霍乱特征性的水样腹泻。编码CT毒素的*ctxAB*基因是霍乱弧菌中溶原性噬菌体*CTXΦ*基因组的一部分，被诱导出来的噬菌体*CTXΦ*呈长丝状，能够以霍乱弧菌TCP菌毛作为受体，感染具有*TCP*的非产毒霍乱弧菌，从而携带*ctxAB*基因水平转移，使非产毒株转变为产毒株。对霍乱肠毒素的检查有生物学、免疫学和分子生物学方法。生物学方法包括实验动物模型和细胞方法，前者常用家兔肠段结扎法、乳兔肠内注射法、乳兔灌胃法等。免疫学测毒法有反向被动血凝试验（RPHA）、被动免疫溶血试验（PIH）、毒素与抗毒素琼脂扩散试验、放射免疫测定（RIA）和酶联免疫吸附试验（ELISA）等。以上是以往使用的经典方法，目前的分子生物学方法常用特异性的引物探针进行*ctxAB*基因的荧光PCR检测，具有简单、快速、特异性强等特点，是检测毒力的高效方法。

（2）定居因子。TCP是霍乱弧菌的重要定居因子之一，属于Ⅳ型菌毛，直径3~7 nm，长5~10 μm，周生于菌体，也可聚集成束，束宽0.5~0.8 μm。其主要亚单位为TcpA。TCP合成组装及调控基因成簇存在于霍乱弧菌一个称为VPI毒力岛上。抗TCP的抗体是有效抵抗霍乱弧菌感染的重要因素。另外，辅助定居因子（Accessory colonization factor，ACF）具有定居能力，但比TCP弱，其编码基因簇紧邻于*TCP*基因簇的下游。其他定居因子包括血凝素、脂多糖、外膜蛋白以及其他一些菌毛等，这些外膜结构在霍乱弧菌的黏附中也发挥作用。在霍乱弧菌中发现一些血凝素如L-海藻糖敏感血凝素和D-甘露糖L-海藻糖抗性血凝素与其在小肠内定居相关。

（3）其他毒素。除CT毒素外，霍乱弧菌还产生溶血素/溶细胞素（Hemolysin/cytolysin）和RTX外毒素（Repeats in toxin），少数菌株能产生志贺样毒素、热稳定毒素、钠通道抑制剂、热稳定直接溶血素等。

1.2.8 耐药性

霍乱弧菌菌株的耐药问题，因地区和流行时间不同而有所不同。20世纪70年代在全球进行的霍乱弧菌抗生素敏感性监测显示，大多数菌株对用于腹泻性疾病治疗的抗生素是敏感的。然而，20世纪90年代以后，关于霍乱弧菌产毒株耐药的报道在许多国家逐渐增多，其中许多是关于多耐药菌株的（MAR），但尚不严重，还没有像结核分枝杆菌那样广泛引起治疗问题。例如，1990—1991年在赞比亚分离的霍乱弧菌只有2%~3%的耐药株，而1991—2004年，对四环素、氯霉素、多西环素和磺胺甲基异恶唑的耐药就分别上升至95%、78%、70%和97%。喀麦隆分离的菌株对磺胺甲基异恶唑、四环素、氯霉素、链霉素和氨苄西林的多重高耐药。世界各地霍乱菌株耐药的情况还比较复杂，耐药的抗生素的种类差别很大，即使是在地理位置相邻的区域。O139群霍乱弧菌出现以后，大部分菌株对磺胺甲基异恶唑、甲氧苄啶、链霉素耐药，对其他抗生素的耐药性也显著提高。

目前监测结果看，我国O1群El Tor型菌株的耐药情况不严重，除奈啶酸、四环素和复方新诺明的耐药率上升到近30%外，其他如氨苄西林、头孢曲松、诺氟沙星、氯霉素、多西环素、阿奇霉素、呋喃妥因、庆大霉素、阿米卡星的敏感率都在95%以上，但需注意的是耐药率正逐步上升。O139群菌株和国外菌株的报道相似，存在多重耐药问题，实验分析发现超过半数的菌株对氯霉素、卡那霉素、萘啶酸、四环素、氨苄西林和复方新诺明耐药，大部分O139群霍乱弧菌对链霉素、红霉素和多黏菌素B耐药或者中度耐药。

1.2.9 表型变异

霍乱弧菌在环境、宿主、培养条件和抗生素等多种选择性压力的作用下可发生多种变异。有的变异伴随毒力的减弱或丧失，如S-R变异，有动力变为无动力。

（1）形态变异。霍乱弧菌在人工培养基上保存稍久，可失去典型弧状成为直杆状。在某些因素影响下，可失去动力。

（2）S-R变异。指菌落的光滑（S）型-粗糙（R）型变异。自急性期患者分离的霍乱弧菌菌落多为光滑（S）型，但从恢复期患者或长期带菌者分离的菌株有时呈粗糙（R）型。检查弧菌粗糙型需要用粗糙型血清做玻片凝集试验。皱褶型菌落（Rugose）与粗糙型不同，菌落带黄色，不透明，表面有皱褶，经培养基传代的菌株常常可见到皱褶型。与光滑型菌落相比，皱褶型和粗糙型菌落分泌更多的胞外多糖（Exopoly saccharide），生物膜形成能力明显增强，对氯化水、渗透压和氧化应激等不良因素有更强的抵抗力。

（3）L型。在某些特定条件下，菌株由于细胞壁缺损，可出现L型，在培养基上呈油煎蛋状的菌落形态。L型在一般培养基上不易检出与认识，需使用L型培养基才能检出。

（4）活的非可培养状态（Viable but nonculturable state, VBNC）。在环境生长条件不利的情况下，霍乱弧菌可以进入VBNC状态，是在外环境水体中长期存活的非常重要的方式。此时用常规的分离方法无法分离出来，需要经过动物肠道等实验方法得到复苏，再使用培养基分离出来。VBNC状态的细菌，仍能保持细胞膜的完整性，具有低水平的呼吸作用及代谢活性，还存在一些基因表达，但没有正常生长状态下的细胞分裂。表现为菌体收缩变形，细胞壁、细胞膜结构发生显著变化，细胞质密度增大，蛋白质、核糖体及DNA组成发生变化等特征，条件适宜后能够再次回到可培养状态。

（5）溶血性变异。埃尔托型霍乱弧菌有非溶血变种。埃尔托型霍乱弧菌存在下述类型：稳定的溶血株；稳定的不溶血株；分离时为非溶血株，经人工培养传代成为溶血株；溶血株经传代后失去溶血性以及两者的混合型。

1.2.10 环境生存

霍乱弧菌是河口、海水中的正常菌群，被认为是沿海河口微生物生态系统的重要组成部分。虽说O1群和O139群霍乱弧菌是引起人类霍乱流行的主要致病菌，但非O1、非O139群菌株比O1群和O139群菌株在环境水体中更容易分离到。在霍乱非流行区及远离被霍乱患者污染的地区，环境水体中分离的O1群霍乱弧菌一般是不产CT毒素的。

环境因素对霍乱弧菌的生长繁殖、毒力因子表达等有直接影响，已发现水体温度和pH值是其中的重要影响因素。一定范围内水温的升高有利于霍乱弧菌在内的弧菌属的快速增殖，偏碱性的生长环境（pH为8.0～8.5）能够促进霍乱弧菌的生长繁殖。

水体中的大量浮游植物通过直接和间接的方式影响霍乱弧菌的生长。一方面，浮游植物在适宜的温度，日照和营养条件下，通过光合作用改变水体中氧气和二氧化碳的浓度，使水体的pH升高，更适合霍乱的生长繁殖；另一方面，浮游植物可为霍乱弧菌的生长提供营养和保护。

浮游动物与霍乱弧菌的关系十分密切，从多个方面影响霍乱的传播和感染过程。能够合成基丁质（chitin）的水生动物如桡足虫类、片足虫类和甲壳类是霍乱弧菌感染人类的中间宿主，桡足类浮游动物对霍乱弧菌具有明显的富集作用，霍乱弧菌可大量的附着在桡足类动物的胸甲和肠道内，霍乱弧菌通过基丁质酶分解利用基丁质作为食物来源。浮游动物为霍乱弧菌提供适宜的生活环境并提供保护，使其在低温或者酸性条件下仍然能够生存。霍乱弧菌在环境中维持和存活，可能涉及"活的非可培养状态""皱褶""生物膜"（biofilm）等形成的存在形式，这些形式有利于其在恶劣环境中生存。

另外，气温升高、厄尔尼诺等异常气候变化也可直接影响到自然界中霍乱弧菌的生存、扩散及其种群密度的变化。气温升高使霍乱弧菌能够向高纬度地区传播，流行持续的时间延长；气温升高引起海平面升高使海水入侵，增加内陆水体的盐度，进而扩大霍乱弧菌适宜生存的范围。研究表明，20世纪90年代波及多个大洲数百万人发病及数万人死亡的霍乱大流行，与厄尔尼诺现象密切相关。

1.2.11 抵抗力

弧菌在水中存活时间取决于许多因素,诸如菌株的遗传特征、污染的菌量、水的温度、酸碱度,以及水中的细菌、盐分和有机物的含量等。一般在未经处理的河水、塘水、井水、海水中,埃尔托型霍乱弧菌可在1~3周甚至更长时间内仍被分离出来。在有藻类或甲壳类等生物的淡盐水中可进一步使其存活时间延长,在条件适宜时可以繁殖,甚至越冬。O139群霍乱弧菌生存能力因水体而异,有的弱于O1群霍乱弧菌,有的则强于O1群霍乱弧菌。

在各类食品上存活时间受下列因素影响:污染程度、温湿度、酸碱度、盐分、糖分和水分含量。在高盐(15%以上)、高糖(40%以上)或干燥食品中,埃尔托型霍乱弧菌的存活一般不超过1~2 d,但在鲜鱼、鲜肉和贝壳类食物上存活(被分离出来)时间可达1~2周。在蔬菜、水果上存活1周左右。在食品上的弧菌于冰箱保存(5~10℃)比室温(30~32℃)存活时间长。在水产品、海产品、加工过的熟食等食品受到霍乱弧菌污染后,如温度、酸碱度等条件适宜时,不仅能存活较长时间,还可大量繁殖,达到足以使人受染的数量,从而引起食源性传播或暴发。

弧菌对热、干燥、直射日光都很敏感,加热是杀死弧菌的最好方法。水中弧菌经煮沸1~2 min即可被杀死,干热100℃亦可将其杀死。霍乱弧菌对低温和碱耐受力较强,对酸和各种常用消毒剂,如含氯制剂、碘制剂均敏感。

临床诊治

医疗机构，包括综合和专科医院、卫生院、诊所诊室，是诊断治疗腹泻患者的场所，通过病例报告、确诊、转诊、隔离、治疗、消毒等，在霍乱疫情发现和控制中发挥不可缺少的作用。霍乱的临床诊断与治疗相关知识的掌握有助于疫情的及时控制。

2.1 临床表现

2.1.1 临床分期

（1）潜伏期。绝大多数为1~2 d，也有3 h~10 d的临床潜伏时间的报道。患者均有霍乱弧菌污染的不洁饮食史，在此期间，患者无腹泻、呕吐等胃肠道症状。

（2）腹泻呕吐期。因患者体质差异和病菌摄入量不同，大多数病例起病，无明显前兆，先出现剧烈腹泻，部分患者紧接着出现呕吐，少数先吐后泻，大多无腹痛和无里急后重；少数有腹部隐痛或腹部饱胀感，个别可有阵发性绞痛。患者每日大便数次超过10次，有少数重型患者粪便从肛门可直流而出，排便后一般有腹部轻快感。大便性状先是稀，后为水样，以黄水样或清水样为多见，少数有米泔样或洗肉水样（血性）。大便镜检无脓细胞。少数患者有恶心。呕吐呈喷射状，量大，呕吐物初为食物残渣，以后逐渐为水样，与大便性状相仿，儿童发热比成人多见。

（3）脱水期。因严重泻吐丢失大量水分及电解质，患者的情况一般较差，表情恐慌或淡漠，眼窝逐渐深陷，声音嘶哑，口渴，唇舌极干，皮肤皱缩、湿冷、弹性消失，指纹皱瘪，腹下陷呈舟状，体表温度下降。因中度以上脱水，血容量显著下降及血液极度浓缩，导致循环衰竭。患者极度软弱无力，神志不清，血压下降，脉搏细弱而速，心音弱且心率快，严重患者脉搏消失，不能测出血压，呼吸浅促，皮肤口唇黏膜发绀。血液化验出现红细胞、血红蛋白、血浆蛋白及血浆比重等的增高和血液黏稠度增加，电解质平衡紊乱及代谢性酸中毒。因脱水严重，肾血流量减少及肾小球滤过压下降，出现少尿或无尿，尿比重增高（1.020以上）。当每日尿量少于400 mL，则体内有机酸及氮素产物排泄受阻，血液中尿素氮或非蛋白氮、肌酐都增高，二氧化碳结合力下降，出现高氮质血症。经液体疗法纠正脱水及循环衰竭后，尿量恢复正常，血液中尿素氮（或非蛋白氮）、肌酐即可下降。丢失大量水分及电解质后，患者粪便中钠及氯离子的浓度稍低于血浆，而钾及碳酸氢根离子则高于血浆，但粪便中阳离子的总和及阴离子总和与血浆相等，故脱水性质属等渗性。在输液前，由于血液浓缩，测定患者血浆钠、钾、氯的离子浓度常表现正常或接近正常水平，钾离子甚至可以升高，但实际上患者体内缺钠、缺钾已经很严重，如治疗中继续输入不含电解质的溶液，则可立即使血液稀释产生低血钠及低血钾症。缺钠可引起肌肉痉挛（以腓肠肌及腹直肌最常见）、低血压、脉压小、脉搏微弱。缺钾可引起低钾综合征，使全身肌肉张力减低，甚至麻痹，肌腱反射减弱或消失，还会出现鼓肠、心动过速、心音减弱、心律不齐、心电图异常（Q-T时限延长，T波平坦或倒置，出现U波等），缺钾对肾脏损害明显。由于大量丢失碳酸氢根离子，形成代谢性酸中毒。尿少及循环衰竭又可加重酸中毒。严重酸中毒会导致神志不清，呼吸深长，血压下降。如果患者能接受抗菌和对症治疗，最快10 h后可进入恢复期。

（4）恢复期。脱水纠正后，大多数患者症状很快会消失，逐渐恢复正常，病程平均3~7 d，少数可长达10 d以上（多为老年患者或有严重并发症者）。部分患者可出现发热性反应，以儿童为多，这可能是由于循环改善后大量肠毒素吸收所致。体温可升高至38~39 ℃，一般持续1~3 d后自行消退。少数严重休克患者，可并发急性肾功能不全，这是由于在脱水期时肾脏缺血，发生急性肾小管坏死所致。缺钾引起的肾小管上皮细胞退行性变性也可诱发急性肾功能不全。如脱水及循环衰竭纠正后，患者仍少尿（每日尿量少于400 mL）或无尿（每日少于50 mL），尿比重偏低（1.018以下，常固定于1.010），血浆尿素氮（或非蛋白氮）、肌酐仍逐日上升，代谢性酸中毒更加严重，则应考虑肾功能受到损害，可并发急性肾功能不全。

2.1.2　临床分型

因患者摄入的霍乱弧菌量和各自的体质不同，在有症状的患者中，多数会出现轻度或中度症状腹泻伴呕吐，病情严重的会有快速水样腹泻和呕吐，继发脱水和电解质紊乱及循环衰竭等症状。

（1）轻型。非典型病例，仅有腹泻症状，病情缓慢，极少数伴呕吐，大便次数一天 < 10次，便软、稀或黄水样，个别粪便带黏液或血，皮肤弹性尚可或稍差。患者能进食及起床活动，脉搏、血压、尿量均正常。一般腹痛不明显或无，无发热。

（2）中型。神情淡漠，眼窝下陷，肌肉痉挛，脉搏细，成人血收缩压 70~90 mmHg，儿童血收缩压 < 70 mmHg，每日尿量 < 400 mL，腹泻一天次数在 10~20次，便稀或黄水样，个别粪便带黏液或血，伴有呕吐，声音嘶哑，皮肤干而缺乏弹性，成人脱水程度在 4%~8%，儿童脱水程度在 5%~10%。一般腹痛、发热不明显，无明显腹胀。

（3）重型。极度烦躁甚至昏迷，眼窝深凹明显，严重肌肉痉挛，特别是腓肠肌，脉搏微弱，成人血收缩压 < 70 mmHg，儿童血收缩压 < 50 mmHg，每日尿量 < 50 mL，腹泻一天超 20次，便多为黄水样，量大，个别粪便带黏液或血，伴有大量呕吐，呕吐物多为水样，皮肤干而缺乏弹性，成人脱水程度超 8%，儿童脱水程度超 10%，心音较弱，腹胀明显。

（4）中毒型（干性霍乱）。此型很少见，患者无腹泻呕吐，也无脱水，发病很快进入中毒性循环衰竭期，马上进入休克期，甚至死亡。

中型和重型为典型症状表现，但目前我国霍乱中毒型和重型很少，多数患者是轻型或阳性带菌的无症状者，因此，轻型和无症状的霍乱很容易被疏忽而漏诊，需要在疫情发病季节和疫区密切观察患者表现。为了便于疫情防控和患者接受治疗，防疫和临床诊断诊治不仅要根据患者脱水程度、精神状态、血压及尿量变化等判断病情，还要关注患者的霍乱弧菌检测情况，作好积极准确的霍乱防控和治疗。

2.2　临床诊断

2.2.1　诊断标准

霍乱的诊断，我国目前按《霍乱诊断标准（WS289-2008）》[2] 执行。

3 诊断依据

3.1 流行病学

3.1.1 生活在霍乱流行区，或5 d内到过霍乱流行区，或发病前5 d内有饮用生水或进食海(水)产品或其他不洁食物和饮料等饮食史。

3.1.2 与霍乱患者或带菌者有密切接触史或共同暴露史。

3.2 临床表现

3.2.1 轻型病例：无腹痛腹泻，可伴有呕吐，常无发热和里急后重表现。少数病例可出现低热(多见于儿童)、腹部隐痛或饱胀感，个别病例有阵发性绞痛。

3.2.2 中、重型病例：腹泻次数频繁或剧烈，粪便性状为水样便，伴有呕吐，迅速出现脱水或严重脱水，循环衰竭及肌肉痉挛(特别是腓肠肌)等休克表现。

3.2.3 中毒型病例：为一较罕见类型(干性霍乱)，在霍乱流行期出现无泄吐或泄吐较轻，无脱水或仅轻度脱水，但有严重中毒性循环衰竭。

3.3 实验室检测

3.3.1 粪便、呕吐物或肛拭子细菌培养分离到O1群和(或)O139群霍乱弧菌。

3.3.2 在腹泻病患者日常生活用品或家居环境中检出O1群和(或)O139群霍乱弧菌。

3.3.3 粪便、呕吐物或肛拭子标本霍乱毒素基因PCR检测阳性。

3.3.4 粪便、呕吐物或肛拭子标本霍乱弧菌快速辅助检测试验阳性。

4 诊断原则

依据患者的流行病学、临床表现及实验室检查结果进行判断。

5 诊断

5.1 带菌者

无霍乱临床表现，但符合3.3.1者。

5.2 疑似病例

符合下列情况之一者即可诊断：

5.2.1 具备3.1.2加3.2.1者；

5.2.2 具备3.2.1加3.3.3者；

5.2.3 具备3.2.1加3.3.4者；

5.2.4 具备3.2.3加3.3.3者；

5.2.5 具备3.2.3加3.3.4者；

5.2.6 具备3.2.2者。

5.3 临床诊断病例

符合下列情况之一者即可诊断：

5.3.1 具备3.2中的任一项并具备3.3.2者；

5.3.2 在一起确认的霍乱暴发疫情中，暴露人群中具备3.2中的任一项者。

5.4 确诊病例

5.4.1 凡具备3.2中的任一项并同时具备3.3.1者；

5.4.2 在疫源检索中，粪便培养检出O1群和(或)O139群霍乱弧菌前后各5 d内有腹泻症状者。

2.2.2 诊断要点

目前，霍乱弧菌感染通常是轻症或无症状，10%会发展为中、重度症状：大量水样腹泻（常被描述为"米泔水样便"）、呕吐、口渴、腿抽筋、烦躁不安或易怒。大量腹泻患者，应密切观察是否出现脱水、心率不齐、皮肤弹性丧失、干燥黏膜、低血压等迹象。如不及时治疗，可能导致肾衰竭、休克、昏迷，并在数小时内死亡。应从如下方面做好诊断与检查。

（1）询问病史。

①临床发病时间。

②泻吐的先后次序、次数、泻吐物性状及估计量。

③尿量。

④有无口渴、腓肠肌痉挛、腹痛（部位及性质）、里急后重等症状及程度。

⑤引起霍乱发病的可疑食物，其食用时间和一起进餐者有无同样发病。

⑥个人生活习惯及卫生条件。

⑦最近家庭中或邻近地区有无同样发病患者。

⑧患病前与霍乱患者有接触吗？接触方式？时间多长？

⑨近期是否去过霍乱疫区？何地？何时？

（2）体格检查。

①一般状态。如有无表情淡漠、烦躁不安、软弱、衰竭、嗜睡甚至昏迷等。

②脱水程度及循环衰竭。如皮肤弹性有无？有无出现口唇干燥、发绀、眼窝下陷、囟门凹陷、指纹皱瘪、音哑、尿闭及血压、脉搏、心音等情况。

③其他。检查各脏器及有无酸中毒、急性肾功能不全等征象（详见并发症）。

（3）实验室检查。

①粪便培养霍乱弧菌。每日1次。停用抗菌药物后要连续2次阴性为止，必要时同时作其他肠道致病菌培养。

②血、尿、粪常规。

③尿比重及酮体。

④血液尿素氮（或非蛋白氮）、肌酐、二氧化碳结合力、血浆比重及蛋白定量、血钾、钠、氯、钙测定等。

⑤心电图描记。

（4）诊断命名。

①病名：霍乱。

②按病原不同可称为古典霍乱、埃尔托霍乱或O139霍乱，临床分型及并发症。举例：霍乱（埃尔托），重型，代谢性酸中毒。

2.2.3 鉴别诊断

急性感染性腹泻可分为肠毒素性、侵袭性及细胞毒性三类。霍乱特点是霍乱弧菌不侵入肠黏膜组织，仅接触肠黏膜表面，通过肠毒素介导引起肠液及电解质分泌增加。临床以为水样便伴呕吐为主，很少腹痛，病情很快引发脱水及电解质紊乱，一般全身中毒症状较少，粪便中亦无炎症细胞。须与其他病原微生物所引起的腹泻或呕吐疾病进行鉴别。

（1）急性胃肠炎。诸如产肠毒素的副溶血性弧菌（致病性嗜盐菌）、O139群以外的非O1群霍乱弧菌、金黄色葡萄球菌、变形杆菌、梭状杆菌、痢疾杆菌、产肠毒素性大肠杆菌（ETEC）、肠致病性大肠杆菌（EPEC）、空肠弯曲菌等，都能导致食物中毒及污染。患者有食用不洁食物史，或同餐者集体发病，起病急骤，发病早期常有发热和其他中毒症状，先呕吐后腹泻，排便前往往有肠鸣、阵发性腹部剧痛，大便常为水样或类似痢疾样脓血便，个别重型患者大便可有清水样或洗肉水样（特别是副溶血性弧菌所致者），很少发生肌肉痉挛、虚脱和高氮质血症。

（2）病毒性肠炎。常见病原为轮状病毒，侵犯各年龄组，多见于婴幼儿，好发于秋冬季，可呈流行性，部分患者同时伴有上呼吸道感染及发热症状，中毒症状轻，常为自限性，腹泻次数不多，大便稀软或黄水样，多无腹痛，成人病后常有1~2周疲倦乏力。本病临床表现与轻型霍乱相似，但在流行中见不到与霍乱相似的中、重型病例，粪便培养霍乱弧菌阴性，轮状病毒检查阳性。其他如诺如病毒、腺病毒、冠状病毒、星状病毒等亦可引起腹泻，也需鉴别。

2.3 临床治疗

2.3.1 治疗原则

（1）各级医疗机构，应设立感染性疾病科或肠道门诊（腹泻病门诊），以便强化对霍乱患者的早期诊断，减少交叉感染，并对各种腹泻患者作相应的处理。

（2）患者入院（临时隔离病房或指定的医院）后，按甲类传染病隔离（确诊与疑似病例分开隔离），危重患者应先在现场抢救，等病情稳定后，在医护或防疫人员陪同下送往指定的隔离病房。

（3）预防脱水，治疗脱水。

①轻型脱水患者，以口服补液为主。

②中、重型脱水患者需立即进行输液抢救，病情稳定后可改为口服补液。

③霍乱患者在治疗期间尽量鼓励其饮水、进食。婴幼儿应继续母乳喂养。

④本病极期，暂停进食；病情好转后，先给流质饮食，以后逐渐增加。

⑤给重度脱水患者适当的抗菌治疗，可缩短腹泻时间，减少排便量，缩短病程。

2.3.2 治疗方法

1）补液治疗

霍乱最重要的治疗措施是及时足量的补液以纠正失水、酸中毒与电解质平衡失调，使心肾功能改善。

（1）口服补液（ORS）。ORS疗法的适应对象是轻度和中度的霍乱患者，以及经静脉补液纠正休克而情况改善的重症霍乱患者。据临床报告显示许多的患者通过口服补液治疗，得到治愈。

ORS方法：治疗最初6 h，成人口服750 mL/h，小儿（20 kg以下）250 mL/h。以后每6 h的口服补液量为前6 h泻吐量的1.5倍。有人主张以含量为4%（117 mmol/L）的蔗糖代替ORS中的葡萄糖，还有人主张用30 g/L的米粉代替ORS中的糖，使ORS的渗透压降低而吸收更好。甘氨酸具有独特的吸收途径，可明显增强钠和水的吸收。因此将甘氨酸（111 mmol/L）加入ORS中可避免产生渗透性腹泻而起到增强ORS的作用。ORS的配方有多种，常用的ORS简便配方是氯化钠3.5 g、枸橼酸钠2.9 g、氯化钾1.5 g、葡萄糖20 g加水至1000 mL。

口服补锌：6个月或6个月以上儿童患者，美国CDC建议立即补充（20 mg/d锌）[3]，用量即葡萄糖酸锌140 mg/d或硫酸锌100 mg/d。研究表明，补充锌可以显著降低霍乱儿童腹泻的持续时间和严重程度。锌也被证明对霍乱以外的感染引起的腹泻儿童有类似的效果，并被推荐用于更广泛的儿童腹泻治疗。口服补液盐锌复方制剂现已列入世界卫生组织最新的基本药物清单。注意：锌与某些抗生素（如环丙沙星）一起服用，可能会减少这些抗生素的吸收，故在施锌前2 h或施锌后4~6 h服用抗生素。

（2）输液治疗。由于补充液体和电解质是治疗本病的关键环节，因此对于口服补液有困难的患者静脉输液的剂量和速度尤为重要，应视病情轻重、脱水程度、血压、脉搏、尿量及血浆比重等而定。药液种类的选择，应以维持人体正常电解质与酸碱平衡为目的。根据上述肠液电解质的浓度，K^+和HCO_3^-的丢失较多，故静脉输液以541溶液（即1000 mL水内含氯化钠5 g，碳酸氢钠4 g，氯化钾1 g；内含Na^+ 134 mmol/L，Cl^- 99 mmol/L，K^+ 13 mmol/L，HCO_3^- 48 mmol/L，与大便中丧失的电解质浓度相近为佳），用时每1000 mL中另加50%葡萄糖20 mL，以防低血糖。为基层单位应用方便起见，可按0.9%氯化钠550 mL，1.4%碳酸氢钠300 mL，10%氯化钾10 mL加10%葡萄糖140 mL配制。因此，该溶液除补入适当的Na^+、Cl^-外，并可补充一定数量的K^+。现以此溶液为基础，提出轻、中、重三型静脉输液方法。治疗中应严密观察病情变化，灵活掌握输液量、输液速度及电解质浓度。

①成人静脉输液治疗方法：

轻型：轻度脱水口服补液有困难可静脉补液治疗。总计3000~4000 mL/d。最初2 h，成人5~10 mL/h。小儿（20 kg以下）3~5 mL/h。以后补充继续损失量和每天生理需要量（成人约2000 mL/d）。

中型：24 h约需输入4000~8000 mL。最初2 h内快速静脉输入含糖541溶液或2:1电解质溶液（生理盐水2份加1.4%碳酸氢钠1份或1/6 mEq乳酸钠1份，但应用后应注意K^+的补充）3000~4000 mL。待血压、脉搏恢复正常后，即可减慢输液速度为5~10 mL/min，并继续用541溶液。原则上应于入院8~12 h内补进入院前累计损失量及入院后的继续损失量和每天生理需要量（成人约2000 mL/d），以后即按排出多少补充多少的原则，给以ORS。

重型：24 h内输液总量约为8000~12000 mL或更多。先给予含糖541溶液，由静脉推注1000~2000 mL，按40~80 mL/min，甚至100 mL/min速度进行，需时20~30 min，以后按20~30 mL/min的速度通过两条静脉输液管快速滴注2500~3500 mL或更多，直至休克纠正为止。补液注意速度，补足入院前后累计丢失量后即按每天生理需要量加上排出量的原则补液，若呕吐停止则可ORS。

补钾与纠酸：只要腹泻仍存在即应补钾，故对严重腹泻脱水引起休克、少尿的患者也应早期应用含钾不甚高的541溶液。

快速补液时如超过2000 mL/h，则应注意心脏变化，如酸中毒严重则应酌情另加碳酸氢钠纠正之。

血管活性药物及激素的应用：一般不需应用。仅用于中毒性休克患者或重型患者经输液疗法，估计液体已补足，但血压仍低或测不出，可加用血管活性药物如654-2、多巴胺及异丙基肾上腺素。

②儿童静脉输液治疗方法：

轻型：通常用ORS疗法。不能口服者，可用静脉输液，入院后24 h输液量以100~150 mL/kg计算，给生理盐水5%葡萄糖液，其比为2∶1，并应注意补钾，输液速度为1~2 mL/min。

中型及重型：需立即静脉输液，输液量在6~7 h内按100 mL/kg计算，其间分两个阶段进行。两个阶段输液完成后需重新评估累积丢失，继续静点或ORS。

第一阶段静脉输液方案：按20 mL/kg给予等张力液计算，于1 h内输入。

第二阶段静脉输液方案：按80 mL/kg给予2/3张力液或1/2张力液计算。1岁以内患儿于6 h内输入，1岁以上患儿于5 h内输入。

补钾：低钾患儿按100~300 mg/kg/d氯化钾计算，分3次或4次口服，或静点（浓度为0.15% ~0.3%）。

输液速度：4岁以上儿童于最初15 min内按20~30 mL/min、婴幼儿以10 mL/min的速度输入（必要时经股静脉或股动脉输入，或静脉切开输入），以后则按脱水及脉搏情况调整速度，待脱水、酸中毒纠正后，逐渐减慢至1~2 mL/min（20~30滴）维持之。呕吐停止后改用ORS。

（3）输液观察要点：

①入院后应随时测定体液继续丧失量（包括大小便及呕吐

量），以便及时调整补液量。

②尿量是观察补液是否充足的最好指标，成人平均尿量达到 40~60 mL/h。小儿尿量达到 400 mL/d 以上时，表示补液已充足，再结合症状、血压、脉搏、浅静脉（主要是颈外静脉）的充盈度的改变作出判断。小儿寸脉（寸部桡动脉）清楚触及时，相当于血压开始回升；太溪穴脉（足内踝后动脉）清楚触及时为血压接近正常，此时应减慢输液速度。

③输液须用大号针头。如浅静脉穿刺有困难，可作左锁骨下静脉穿刺或作股静脉穿刺（由操作者用手固定，经快速输液后，浅静脉恢复充盈再行穿刺），必要时作静脉切开。如速度不足，可连接空针及三通接头加压输入。大量快速输液时液体应加温至 38℃左右。

④输液引起发热反应时，应立即暂停输液。寒战期可给镇静剂如苯巴比妥钠、异丙嗪等。发热期用物理降温，小儿尿量达到 400 mL/d 以上时，表示补液已充足，再结合症状、血压、脉搏、浅静脉（主要是颈外静脉）的充盈度的改变作出判断。

⑤患者如有胸闷、烦躁不安、剧烈咳嗽、气急、发绀，为输液过快引起急性肺水肿的表现，应立即减慢速度或暂停输液，小儿、孕妇、老年人及原有慢性心肺疾病患者更应注意。

2）抗菌治疗

抗菌药物作为治疗原发疾病的措施，极为重要。正确的抗菌治疗，可缩短腹泻时间，减少排便量，缩短病程。抗菌药物的选择早期可根据各地菌株耐药情况而定，随后通过药敏实验结果可调整用药。常用抗菌药物及其用法如下。

（1）喹诺酮类抗菌药。近年来，在喹诺酮类抗生素中，由于左氧氟沙星、环丙沙星等抗菌效果好和副作用少，目前已作为常备抗霍乱药物。

①左氧氟沙星：成人每次200 mg，每日口服2次，连服3 d。左氧氟沙星用于幼龄动物可致关节病变，18岁以下儿童及青少年慎用，孕妇及哺乳期妇女忌用。

②环丙沙星：成人每次250 mg，每日口服2次，儿童、孕妇及哺乳期妇女禁用。

（2）多西环素：成人每次100 mg，饭后每日口服2次，连服3 d。多西环素可沉积在牙齿和骨的钙质区，引起牙齿变色、牙釉质再生不良、抑制胎儿骨骼生长，孕妇及哺乳期妇女不宜应用，8岁以下儿童禁用。

（3）庆大霉素：成人每次12万U，每日口服2次。小儿按每次8000~10000 U/kg，每日2次，口服。庆大霉素肌肉注射有耳、肾毒性，目前使用较少了。

（4）小檗碱：成人每次100~300 mg，每日口服3次，连服3 d。小儿按50 mg/kg/d计算，分3次服，连服3 d。

（5）三代头孢菌素：霍乱弧菌药敏研究表明，头孢曲松等三代头孢菌素敏感率近100%，对儿童、老人及肾功能受损患者，可以静脉注射三代头孢菌素。

（6）头孢曲松：成人静脉给药，1~2 g/d，单次或分2次给药，最高剂量4 g/d。小儿按体重每12 h 25~37.5 mg/kg。严重肝肾功能受损患者适当调整剂量。目前，也有人使用肠黏膜保护剂作为本病的辅助治疗。

3）并发症治疗

（1）代谢性酸中毒。应注意监测CO_2结合力，有条件监测血气分析变化。血浆CO_2结合力降低（正常值23~31 mmol/L，即22~28 mEq/L或50~65 vol%），血pH减低。治疗如下：

①轻、中型患者按上述输液方法给予含糖541溶液或2∶1溶液，一般可纠正，不须另加碱性药物。

②重型患者，须立即给予碱性药物注射。根据体重快速静脉滴入5%碳酸氢钠5 mL/kg或11.2%乳酸钠3 mL/kg，上述剂量可提高血浆二氧化碳结合力1.8 mmol/L左右（4~5 mEq/L或10 vol%）；患者情况若有初步改善，如神志好转、呼吸幅度减低和频率减慢、血压回升等，则继续按前述的输液计划即可；如情况无改善，1~2 h后再给上述用量的一半或全量，或根据血浆CO_2结合力测定结果计算用量。

（2）急性肾功能不全。

诊断要点包括：少尿（< 400 mL/d）或尿闭（< 50 mL/d）；尿比重低于1.018，多固定于1.010。尿常规化验有蛋白，红、白细胞，管型等。尿钠排出增多，尿素排出减少。尿素（尿/血浆）比率低于10∶1或甚至1∶1（正常值50∶1至100∶1）。血浆尿素氮（或非蛋白氮）、肌酐不断升高，CO_2结合力下降，代谢性酸中毒严重。

治疗要点：及时正确输液，迅速纠正休克是预防肾功能衰竭关键

①对症、支持治疗。

②透析疗法。如有严重高血容量表现如全身浮肿及肺水肿，血钾高过7.5 mEq/L或心电图有高钾表现，严重酸中毒，二氧化碳结合力6.74 mmol/L，且用碱性药物不能纠正，血浆非蛋白氮显著增高（> 142 mmol/L）等情况，早期应用血液透析，效果较好。如无条件可进行腹膜透析。

（3）急性肺水肿及心力衰竭。

诊断要点：胸闷、咳嗽、呼吸困难或端坐呼吸、发绀、咯

粉红色泡沫状痰。颈静脉怒张，肺底或全肺湿啰音，心率快，可有奔马律。

治疗要点：

①暂停输液或减慢输液速度。

②绝对卧床休息，半卧位，必要时给予镇静剂，如吗啡5~10 mg肌注，或安定（地西泮）5 mg或10 mg肌注。

③含酒精的氧吸入（将氧通过装有20%~30%酒精的瓶子，每次30 min）。

④呋塞米20~40 mg，2 min内静注。地塞米松5~10 mg加50%葡萄糖20 mL缓慢静注。

⑤毛花苷C 0.4 mg加25%~50%葡萄糖20 mL缓慢静注10 min以上，必要时2~4 h后再注射0.2~0.4 mg。

⑥应用血管扩张剂。

（4）低钾综合征。

诊断要点：血钾低于3.5 mEq/L。

治疗要点：中、重型患者按前述输液原则治疗，一般能预防低钾综合征的产生，如仍发生应酌情继续补钾。症状较轻且能口服者，可每日给予氯化钾或枸橼酸钾4~6 g。如有肌肉麻痹、呼吸困难、神志不清、心音低钝、心律不齐、血压降低、鼓肠、反射消失等严重缺钾表现时，可每日静脉滴注氯化钾6~12 g，用10%葡萄糖或5%葡萄糖生理盐水稀释，常用浓度为2~4 g/L。

4）对症治疗

（1）肌痉挛。补液后可消失，亦可予以针刺治疗。

（2）腹泻剧烈。对补液12 h后仍腹泻严重且中毒症状加重者，可酌给地塞米松20~40 mg（小儿10~20 mg）加入液体内静滴。

（3）呕吐剧烈时，可给甲氧氯普胺或阿托品等。

（4）腹痛如系肠痉挛所致，可用颠茄、阿托品或针刺治疗。

（5）高热，可采用以下措施。

①采用物理降温，35%酒精或冷水擦浴，头部放冷水毛巾或冰袋。

②可服用对乙酰氨基酚等退热药物。

③高热不安或有抽搐，如疑有继发性脑水肿，宜先考虑用脱水剂，并同时可给予氯丙嗪（每次1 mg/kg）、10%水合氯醛灌肠或安定肌注，必要时1~2 h后按半量重复注射一次。

5）中医辨证治疗

中医学对霍乱的病因病机一般认为是由于感受暑湿、邪阻中焦、秽浊缭乱胃肠，遂成洞泄呕吐。吐泻重则秽浊凝滞，脉络闭塞，阳气暴伤，阴液干枯，可因心阳衰竭而死亡。中医治疗原则为根据病情进行辨证施治。主要治法如下，供临床应用参考。

（1）泻吐期。

①暑热证。

主证：吐泻骤作，吐物有腐臭，烦躁不安，口渴欲饮，小便短赤，舌苔黄糙，脉象滑数。

治法：清热避秽法，方用《霍乱论》黄芩定乱汤加减。

成药：玉枢丹（紫金片），有呕吐者先服1.5 g，服后呕吐稍止，再服汤药。

②暑湿证。

主证：泻吐，胸脘痞闷，渴不欲饮或喜热饮，体倦思睡，舌苔白腻，脉缓。

治法：芳香化浊，温运中阳法，方用藿香正气散加减。

成药：藿香正气水（丸），每次2瓶（6g），日服2~3次。

（2）脱水虚脱期。

①气阴两虚证。

主证：吐泻较剧，气阴两伤，皮肤潮红，干瘪微汗，身热口渴，腿腹抽筋，腹胀尿闭，脉象细数，舌质淡红，苔黄或白且燥。

治法：气阴双补、扶正祛邪法。方用生脉散加减或急救回阳汤。

②心阳衰竭证（亡阳型）。

主证：面色苍白，眼窝凹陷，声音嘶哑，形寒肢冷，冷汗淋漓，手足螺瘪，筋脉痉挛，脉象沉细，舌苔白腻。

治法：以温运中阳，活血祛瘀法。方用《伤寒论》附子理中汤加减。

（3）反应期及恢复期。

主证：乏力倦怠，食欲缺乏，精神不爽，午后微热，舌质偏红，苔薄黄糙，脉细。

治法：以清热扶正法。可用《温热经纬》清暑气汤加减。

2.4 出院标准

（1）患者入院后，大便细菌培养1次/d，停药后连续2次阴性时（如无粪便，可肛拭子）可以出院。

（2）患者症状消失，如无大便培养条件，自发病之日起，

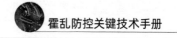

住院隔离已逾7d，可以出院。

（3）慢性带菌者，大便培养连续7d阴性，胆汁培养每周一次，连续两次阴性者可解除隔离，但尚需进行流行病学观察。

2.5　护理常规

（1）疑似或确诊患者入院后应立即分室严密隔离与消毒，并做好宣传教育工作，严格督促检查执行，要消除患者紧张情绪，做到医护结合，并及时送出传染病确诊、疑似或更正报告。

（2）新患者入院，立即严密观察病情，测血压、呼吸、脉搏及体温，如血压下降，脉搏细速，立即准备好输液用品，按医嘱即刻执行治疗。

（3）按病情及治疗需要，及时留取化验标本送至化验室（注意防止外环境污染）。

（4）入院后24h内，每4h测体温、脉搏、血压1次，2~3d可1~2次/d，特殊情况者按医嘱执行。

（5）正确记录出入液量，在入院后1~3d，每名中、重型患者均需记录每日吐泻量、尿量及进水量。

（6）输液过程中应注意下列事项：

①严格无菌操作，经常巡视有无药液外溢、针头阻塞，输液速度是否适宜。

②大量输液或快速输液的溶液，应适当加温，在输液过程中，应经常观察脉搏及血压，并注意患者有无不安、胸闷、心悸、气促等情况，如脉搏突然加快，脉率在100次/min以上伴

有气促者，应警惕急性肺水肿的发生。

③大量输液后，患者循环有好转但诉四肢无力、鼓肠、脉搏不整者，应考虑有无低钾综合征，作补钾准备。

（7）做好患者保暖工作，保持患者皮肤及床铺清洁干燥。

（8）昏迷患者应定期翻身，注意口腔护理，安设护架、床栏，以防止意外及并发症发生（肺炎、褥疮等）。

（9）做好药品及器械准备工作：

①对各类药品与器材，应当分门别类定位存放，并做好器械的清洗、整理及消毒等准备工作。达到使用方便，有条不紊，随时做好补充。

②注意药品有效使用期，有无变质情况，保藏是否妥善。

③熟悉药品一般性能及给药方法，用药前认真核对。

（10）患者入院后禁止陪伴，在护理人员指导下允许按时探视，婴幼儿入院后在护理人员指导下，按时喂奶。

2.6　隔离卫生与消毒

医院对收治的霍乱患者进行隔离治疗时，需要防止患者排泄物、检测分离物及相关所有感染性材料的污染扩散。隔离区（室）的卫生处理，要以所有感染性材料严格消毒，不扩散到医疗机构或者隔离区之外为原则，严格执行各项消毒工作，防止患者排泄物污染扩散，并防止工作人员和家属的感染。尤其是，避免患者排泄物排出到医院之外，导致霍乱弧菌进入市政管道进一步污染环境。

（1）隔离消毒工作的基本要求。医疗机构应按照分区隔离消毒工作的基本要求和方法，防止院内感染和防污染扩散。

（2）工作人员的卫生要求。进入隔离病区的工作人员要相对固定，应熟悉传染病报告制度和各项隔离消毒制度，掌握相关消毒方法，掌握意外接触污染材料的处置程序和方法。工作人员进入病区应穿戴工作衣、鞋、帽，进入污染区护理、接触患者时要穿隔离衣、戴口罩，离开时脱去，并立即消毒双手，严格遵守病区隔离消毒制度。作好医护人员和疫情防控人员的卫生要求，降低工作人员被感染的概率。

3 疫情防控

3.1 疫情监测

3.1.1 病例报告

按照《中华人民共和国传染病防治法》和《突发公共卫生事件与传染病疫情监测信息报告管理办法》，各级各类医疗机构、疾病预防控制机构、卫生检疫机构执行职务的医务人员发现疑似或确诊霍乱病例后，于2 h内填写报告卡进行网络直报。确诊病例必须由疾病预防控制中心进行确认和报告。

各疾病预防控制中心在接到辖区内霍乱病例报告后，立即对病例（和带菌者）进行流行病学调查并填写病例个案调查表（表3-1），通过传染病疫情网络直报系统"监测信息反馈"上传至中国疾病预防控制中心。

表3-1 霍乱病例个案调查表(样表)

地区国标编码□□□□□□ 病例编码□□－□□□□

1 一般情况

1.1 姓名_____(若为14岁以下儿童,家长姓名_____)

1.2 性别 (1)男 (2)女 □

1.3 年龄(岁、月)_____ □□

年龄为_____ (1)岁龄_____(2)月龄_____

1.4 职业 □□

(1)幼托儿童 (2)散居儿童 (3)学生 (4)教师 (5)保育员
(6)餐饮食品业 (7)商业服务(8)医务人员 (9)工人 (10)民工
(11)农民 (12)牧民 (13)渔(船)民 (14)干部职员 (15)离退
人员 (16)家务及待业 (17)其他_____(注明) (18)不详

1.5 文化程度 □

(1)学龄前儿童 (2)文盲 (3)小学 (4)初中 (5)高中
(6)大学及以上 (7)不详

1.6 现住址_____

1.7 户口地_____

1.8 工作(学习)单位_____

1.9 联系人_____,联系电话(办)_____,(手机)_____。

2 发病情况

2.1 起病日期_____年_____月_____日_____时 □□□□□□□□

2.2 发病地点_____

2.3 首诊时间_____年_____月_____日_____时 □□□□□□□□

2.4 首诊单位_____

2.5 诊断医院_____

2.6 报告时间_____年_____月_____日_____时 □□□□□□□□

2.7 是否住院 (1)是 (2)否 □

2.7.1 住院时间_____年_____月_____日_____时 □□□□□□□□

2.7.2 出院时间_____年_____月_____日_____时 □□□□□□□□

2.7.3 出院依据 □

（1）临床症状消失 （2）两次粪检阴性 （3）自动出院

（4）其他_____

3 临床资料

3.1 临床症状

3.1.1 感染类型 （1）患者 （2）带菌者 □

3.1.2 腹泻 （1）有 （2）无 □

3.1.3 每天最多腹泻次数_____ □□

3.1.4 腹泻时粪便性状 （1）水样 （2）米泔样

（3）洗肉水样 （4）大块黏膜 □

3.1.5 腹泻方式 （1）里急后重 （2）通畅 （3）失禁 （4）绞痛 □

3.1.6 腹痛 （1）轻微钝痛 （2）较重钝痛 （3）绞痛 （4）无 □

3.1.7 呕吐 （1）先泻后吐 （2）先吐后泻 （3）无 □

3.1.8 发热 （1）有 （2）无 最高体温_____℃ □

3.1.9 腓肠肌疼痛 （1）有 （2）无 □

3.1.10 失水情况 （1）重度 （2）中度 （3）轻度 （4）无 □

3.1.11 临床类型 （1）重 （2）中 （3）轻 □

3.2 诊断依据

3.2.1 感染者发现方式 □

（1）疫源检索 （2）腹泻病门诊 （3）乡镇级医院

（4）个体诊所 （5）其他(注明)_____

3.2.2 确诊依据 （1）临床 （2）病原学 □

3.2.3 采样时间_____年_____月_____日_____时 □□□□□□□□

3.2.4 送检时间_____年_____月_____日_____时 □□□□□□□□

3.2.5 送样单位_____

3.2.6 检验结果报告单位_____

3.2.7 检验结果报告时间_____年____月____日____时 □□□□□□□□

3.2.8 检验结果 □

（1）01群小川型 （2）01群稻叶型 （3）01群彦岛型

（4）0139群 （5）疑似霍乱弧菌

3.3 患者转归 (1)痊愈 (2)带菌 (3)死亡 ☐

4 流行病学调查

4.1 传染源和传播途径的追溯(病前5 d内)

4.1.1 外出史 (1)有 (2)无 ☐

(1)去过何地_____

在该地有无下列活动

(2)住宿 ①有,在_____②无 ☐

(3)用餐 ①有,在_____②无 ☐

(4)带回食品 ①有 食品名称_____②无 ☐

(5)该地有无同样疾病

①知道,有 ②不清楚 ③该地未有报告 ☐

4.1.2 外人来家 ①有 ②无 ☐

(1)来自何地_____

(2)该地同样疾病

①知道,有 ②不清楚 ③该地未有报告 ☐

来后有无下列活动:

(3)在家住宿 ①有 ②无 ☐

(4)在家用餐 ①有 ②无 ☐

(5)带来食品 ①有 食品名称_____②无 ☐

4.1.3 接触过同样患者 (1)有 (2)无 ☐

(1)接触时间____年_____月___日___时 ☐☐☐☐☐☐☐☐

(2)接触地点_____

接触方式:

(3)同吃 ①有 ②无 ☐

(4)同住 ①有 ②无 ☐

(5)护理 ①有 ②无 ☐

(6)其他 ①有 ②无 ☐

4.2 饮食情况(病前5 d内)

4.2.1 饮生水 (1)有 (2)无 ☐

所饮生水种类_____

4.2.2　生活用水水源类型　　　　　　　　　　　　　　□
　　　　（1）井水　　（2）河水　　（3）塘水　　（4）自来水　　（5）其他

4.2.3　吃生冷食品　　（1）有　　（2）无　　　　　　　□

4.2.4　生冷食品名称_____，购买地点_____，
　　　　食用地点：_____

4.2.5　熟食*　　（1）有　　（2）无　　　　　　　　　　□

4.2.6　熟食品名称_____，购买地点_____，
　　　　食用地点：_____

4.2.7　其他怀疑食品名称_____，购买地点_____，
　　　　食用地点：_____

4.2.8　在外就餐史　　（1）有　　（2）无　　　　　　　□

4.2.9　就餐地点　　（1）排档　（2）个体餐馆　（3）宾馆餐厅　（4）其他　□
　　　　就餐具体地点名称_____，
　　　　就餐时间(开始)____年____月____日____时　　□□□□□□□□

4.2.10　同餐人数_____人　　　　　　　　　　□□□

5　疫点处理

5.1　疾病预防控制中心接到报告时间
　　　_____年_____月_____日_____时　　□□□□□□□□

5.2　疾病预防控制中心到达现场时间
　　　_____年_____月_____日_____时　　□□□□□□□□

5.3　疫点_____个　　　　　　　　　　　　　□□
　　　疫点具体地点(多个时均填写)：_____
　　　_____

5.4　范围_____户_____个　　　　□□□□

5.5　解除时间_____年_____月_____日_____时　　□□□□□□□□

5.6　终末消毒时间_____年_____月_____日_____时　　□□□□□□□□

5.7　患者隔离　　（1）是　（2）否　　　　　　　　　　□

5.8　隔离地点　　（1）住院　（2）在家　　　　　　　　□

5.9　解除隔离时间_____年_____月_____日_____时　□□□□□□□□

5.10 患者粪检情况

	第一次	第二次	第三次	第四次	第五次
时间					
结果					

6 小结

_____

_____

_____

_____

_____

_____

_____

_____

_____

调查者单位_____　　　调 查 者_____

审 查 者_____　　　调查日期_____

填表说明：

    1.选择性项目，可在其选择项上划"√"；

    2.带菌者调查可使用此表格填写有关项目。

    3.该调查表为参考表格，需要通过询问患者、患者家属、医生、疾控人员以及其他相关人员后填写。实际调查中要求在病例接触史上进行详细调查，并且将食品来源等尽可能调查清楚。

3.1.2　腹泻患者检索

（1）肠道门诊的设立。霍乱多发地区的各级各类医疗机构，在霍乱流行季节须按照国家、省和市有关规定设立规范的感染科（肠道门诊），包括诊疗室、观察室、药房及专用厕所，指派专

（兼）职医、护、检人员，配备专用医疗设备、抢救药品、消毒药械、采集粪便标本的棉签和放置标本的碱性蛋白胨增菌液，制定严格的工作制度及隔离消毒制度。并按要求做好腹泻患者的就诊专册登记，逢泻必登。农村基层医疗单位确因人员或房屋条件受限不能单独设立时，也应在门诊指定专人负责或专桌诊治。

（2）病原学检测。各地必须做到逢疑必检，即使用采送样表（表3-2）将每一霍乱疑似病例必须采集粪便或/和呕吐物等标本送至实验室进行病原菌分离培养。在霍乱多发地区，以县为单位每年对腹泻患者的病原菌分离检索率不低于腹泻患者总数的10%。

3.1.3　暴发疫情监测

按照《中华人民共和国传染病防治法》，各级各类医疗机构、疾病预防控制机构、卫生检验机构执行职务的医务人员发现霍乱暴发、流行疫情时，按照《国家突发公共卫生事件应急预案》规定级别的要求进行报告。

在暴发疫情调查处理过程中要加强主动搜索，及时发现带菌者，对所有病例和带菌者进行个案调查，填写个案调查表，并采集相关标本使用采送样表（表3-2）送实验室检测。

暴发疫情处理结束后，要及时收集、整理、统计、分析调查资料，可参考使用调查汇总表（表3-3），写出详细的报告，报告主要内容包括：疫情概况、首发病例或指示病例的描述、流行基本特征、暴发原因、实验室检测结果和病原分型、控制措施和效果评估等。在疫情控制工作结束后7 d内完成结案报告。

表3-2　霍乱病例/带菌者/接触者标本采送样表（样表）

第　　页

标本编号	患者姓名	性别	年龄	职业	现住址及联系电话	发病日期	是否服抗生素	主要临床症状					采样日期（具体到"时"）			采样方式			
								体温℃	腹痛	腹泻	恶心呕吐	其他	月	日	时	粪便性状	肛拭子	呕吐物	物表涂抹
													月	日	时				
													月	日	时				
													月	日	时				
													月	日	时				
													月	日	时				
													月	日	时				
													月	日	时				
													月	日	时				

注：1. 患者姓名。

2. 5岁以下患儿加注家长姓名。

3. 粪便性状。①鲜血样便；②血便相混；③脓血便；④黑便；⑤黏液便；⑥米泔水样便；⑦水样便；⑧稀便；⑨正常便。

填表人：

填表日期：　　年　　月　　日

表3-3 霍乱病例个案调查信息汇总表（样表）

编号	姓名	性别	年龄	现住址	发病日期	确诊日期	病例分类 ①临床诊断病例 ②确诊病例 ③带菌者	实验室结果 ①小川型 ②稻叶型 ③O139群 ④彦岛型	危险因素调查				
									餐馆就餐 ①是 ②否	家庭聚餐 ①是 ②否	可疑每水 产品种类	其他可疑 食物种类	饮生水 ①是 ②否

注：病例分类、实验室结果、危险因素调查结果请在相应栏目下填写对应内容的序号或者食物等名称。

填表单位：　　　　　　　填表人：　　　　　　　填表日期：

45

3.1.4 外环境及食品监测

（1）外环境监测。在霍乱多发地区，应根据当地霍乱疫情形势，开展环境水体监测。环境水体包括淡水和海水养殖场、亚热带地区沿海水域、水产品码头、医院污水排放口、下水道排放口、肉联加工的出厂水、与人群生活关系密切的河流、池塘、湖泊、水井及乡镇自来水厂源水等。

（2）食品监测。在霍乱多发地区，开展水产品以及其他食品的监测。监测的重点包括市售水产品及生冷、卤制食品。

在流行季节，各地按月定期开展外环境和食品的监测工作。各省可根据本省情况确定监测工作量。外环境及食品监测的细菌分离培养由各辖区疾病预防控制中心实验室完成，分离菌株应及时上送省疾病预防控制中心，省疾病预防控制中心应对上送菌株进行进一步的分析。

环境和食品监测阳性标本填写霍乱弧菌环境和食品监测标本采送样表（表3-4）。各疾病预防控制中心每月将监测结果整理录入霍乱弧菌环境和水产品监测统计汇总表（表3-5）按月上报。

3.1.5 病原学监测

（1）菌株的常规鉴定。对获得的所有霍乱弧菌菌株均必须由各级疾病预防控制中心进行O1或O139群血清学分群（型）；以县（区、市）为单位的首发病例的菌株必须送上级实验室进一步进行系统的生化鉴定、试管凝集试验、生物学分型、分子分型、基因组测序、药敏试验等项目鉴定；其余菌株的鉴定项目由各县级疾病预防控制中心按实际情况确定。

表3-4 霍乱弧菌环境和食品监测标本采送样表(样表)

监测地区 _____ 省(自治区、直辖市) _____ 市(区、县) _____ 乡(镇)

样品编号	采集时间	采集地点	是否为批发/养殖地点	是否为病例接触的可疑食品	样品种类 [a]	分离结果(+/-)	血清群/型 [b]	ctxAB(+/-)	备注

注:1. 准确描述海产品、淡水产品的名称。

2. 不属于O1群和O139群的霍乱弧菌菌株时按非O1/非O139群记录。

填表人:

填表单位:

填表日期:

表3-5 霍乱弧菌环境和水产品监测统计汇总表(样表)

监测内容		采样份数	阳性标本分类					
			O1群小川型	O1群稻叶型	O1群彦岛型	O139群	非O1、非O139群	ctxAB基因
水体	沿海水域							
	江河水系							
	池塘水体							
	污水 生活水							
	污水 医院等排污水							
	污水 养殖水							
	污水 其他							
海水产品	甲壳类(注明具体名称)							
	贝壳类(注明具体名称)							
	鱼类(注明具体名称)							
	蛙类(注明具体名称)							
	其他(注明具体名称)							
食品								
其他								
合计								

填表日期:　　　　　　　　　　　　填表单位:

（2）霍乱毒素基因检测。各地疾病预防控制中心负责全部菌株的毒素基因（CT）检测，不具备检测条件的县区疾病预防控制中心可送市疾病预防控制中心检测。

（3）菌株脉冲场凝胶电泳（PFGE）分析。PFGE的检测工作由有条件的疾病预防控制中心按PulseNet China要求的标准方法完成。

（4）耐药性分析。各地疾病预防控制中心对分离菌株耐药性进行分析，每季度选择一定数量代表性菌株进行药敏试验。药物种类必须包括：多西环素（DOX）、诺氟沙星（NOR）、环丙沙星（CIP）、复方新诺明（SMZ）、阿米卡星（KAN）五种药物。应用Kirby-Bauer纸片法进行检测，依照《霍乱防治手册》关于菌株药物敏感试验方法操作[5]。每次药敏试验必须用ATCC 25922大肠杆菌做质控。只有当质控菌株的抑菌圈直径在允许范围内测试菌株的结果才可以报告。具体实验室检测见"4.实验室检测"部分。

3.2 疫情分级

根据《国家突发公共卫生事件应急预案》和《国家突发公共卫生事件相关信息报告管理工作规范（试行）》的相关规定，霍乱疫情分级如下。

Ⅰ级：在各省市的霍乱应急预案中暂无Ⅰ级的具体分级标准。

Ⅱ级：重大疫情。在一个市（地）范围内流行，1周内发病

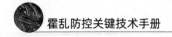

30例以上；或疫情波及2个以上市（地），有扩散趋势。

Ⅲ级：较大疫情。在一个县（市、区）域内发生，1周内发病10~29例；或疫情波及2个以上县（市、区）；或市（地）级以上城市的市区首次，发生。

Ⅳ级：一般疫情。在一个县（市、区）域内发生，1周内发病10例以下。

Ⅱ、Ⅲ、Ⅳ级分别为重大、较大、一般疫情，依次以红色、橙色、黄色进行预警。

3.3　疫情处置

霍乱暴发疫情处置采取以切断传播途径为主的综合性防治措施。

3.3.1　流行病学调查

1）核实病例诊断

内容包括对报告病例的临床症状、病原学检测的核实。在病原学检测结果上，以县区为单位的首发病例病原学检测结果应送至上一级实验室复核。

2）病例搜索

为查明疫情的波及范围及影响人群，在疫情可能波及的时间、地区和人群范围内，根据病例定义积极开展病例搜索。病例搜索的方法一般包括医疗机构就诊病例回顾搜索、入户搜索和应急监测等，可以先以一览表的形式对划定的人群进行健康登记；在登记时如发现某人具有符合病例定义的临床症状和（或）实验室检测结果时，应进行归类以便开展核实诊断、个案调查、密切接触者调查等工作，以供调查分析使用。

进行病例搜索时，应注意下列情况的信息收集：

（1）对已经明确可疑暴露史的疫情，应收集所有暴露人员的名单，并联系了解各暴露人员的健康情况。

（2）对发生在工厂、学校、托幼机构和其他集体单位的疫情，可通过收集缺勤记录、晨检和校医（厂医）记录，了解可能发病的人员，并要求集体单位负责人或校医（厂医）等协助随访人员的健康情况。

（3）发生霍乱疫情时，在可能波及的地区建立应急监测哨点，强调各级各类医疗机构对前来就诊的腹泻患者进行流行病学史问询、开展霍乱弧菌相关检测。

3）个案调查

包括个人信息、临床信息、流行病学史及病后活动情况等4个方面。

（1）个人信息包括患者及其家庭成员（或共同居住生活者）的基本信息，如姓名、性别、年龄、民族、职业、住址、联系方式等。

（2）临床信息包括患者的发病和诊疗经过、临床表现、霍乱临床分型及实验室检测结果等。为分析发病危险因素需要，病例的基础疾病史（如胃炎、胆囊炎、胃切除等胃部手术）也可考虑收集。

（3）流行病学史包括患者个人生活习惯、发病前5 d饮食史（包括食品种类、进食量、进食时间、地点、烹饪方式、购买食品地点，以及聚餐和外出就餐情况等要素），饮水情况，与饮食相关的活动及范围等。需请患者仔细回忆，尽可能减少偏倚。病例较多时，绘制病例（或带菌者）分布的简要地图，标出患者和带菌者的住址（发病地点）、发病日期、附近水源和餐馆小吃摊点等。要特别注意收集每例患者在病前 5 d 购买食品的地点（包括菜市场、超市、小吃摊点等）、外出就餐地点、在外饮水地点等，必要时与病例居住地址一起标注地图。

（4）病后活动询问和记录患者病后至有效隔离时的活动情况，用于对密切接触者判断和疫点划定。询问记录病后患者排便、呕吐地点和就诊情况等，以进行必要的环境消毒，以及分析污染涉及范围。

个案调查应依据疾病的特点、地区饮食习惯、风俗因素等情况详细制定有针对性、有流行病学意义的调查内容。

4）密切接触者判定

在开展核实诊断和病例搜索的同时，结合个案调查信息同步进行密切接触者的判断，并采取相应的管理措施。

密切接触者的判断：依据患者发病前 5 d 及病后，或带菌者被发现前 5 d 内，与患者或带菌者具有共同的饮食暴露史、共同居住生活史来界定。

5）危险因素调查

（1）水污染状况调查。水源污染调查是评估和推断经水传播的重要证据。患者饮用水源、疫点周围和关联的水体（如水井、池塘、河沟、自办自来水厂等）是调查的重点。其他易于污染的水体如粪肥污染处、污水排放口、水产品码头、渔港水体等，也应根据流行病学指征开展检查。

（2）食品相关因素调查。通过描述性分析和（或）病因假设推论怀疑为食源性因素发病时，开展食品相关因素调查工作有助于提供有力的实验室证据支持。食源性危险因素调查主要包括食品加工环节调查、饮食从业人员健康调查、海（水）产品污染调查等内容。

①食品加工环节调查。通过仔细询问了解可疑食品从采购到餐桌全过程、厨房卫生状况（包括储存方法、餐厨具的清洁方法，食品加工工具如砧板、刀具、碗碟等是否生熟分开、苍蝇出没情况等）、厕所卫生状况（包括粪便管理、日常消毒处理、蝇虫滋生情况）及污水管理情况，对这些环节采集大量样品进行实验室检测，结合实验室采样检测结果，综合判断获得加工过程存在的或潜在的污染环节。应注意通过食品（包括海、水产品）销售和加工环节导致的交叉污染，造成后续污染食品引起暴发。例如聚餐暴发疫情调查中，通过病例对照研究可能发现某种凉菜是危险因素，但有可能这种凉菜在加工过程中受带菌海、水产品的交叉污染所致，食品加工过程调查的样品采集，应考虑收集如剩余食物、加工工具（如砧板、刀具、碗碟等）、厨房垃圾及污水、苍蝇等。

②饮食从业人员的健康调查。在怀疑与餐馆、临时性聚餐等因素相关时，不但要了解食物的加工过程，也要调查饮食从业人员的健康状况，将其纳入密切接触者进行医学观察与管理。同时，向这些人员仔细了解加工过程，分析可能的污染线索。

③海、水产品污染调查。海、水产品易发生霍乱弧菌污染，并随销售转移到内陆。需要采集海、水产品进行霍乱弧菌分离鉴定。

（3）环境因素调查。病例生活居住环境调查包括：病例住所及其周边区域的交通，河流、饮用水网、可疑污染源布局；

病例（或其家庭）饮（用）水类型；使用的厕所是否污染周围环境，尤其是水体；生活垃圾堆放、处理方式等。

对调查获得的危险因素，应组织开展实验室验证，查明污染，以获得支持流行病学调查的重要实验证据。必须注意，当从水、食品或相关环境等危险因素指征中检测到霍乱弧菌时，可尽快开展分离菌株的PFGE等分子分型的分析，以获得与病例菌株一致性比较的实验信息，并结合流行病学推理，确定患者与受污染水、食品等的关联程度。与此同时，危险因素的实验室调查结果还可用于了解污染面的范围，为划定疫点、疫区及评估防控措施效果等提供佐证。

6）分析性流行病学

（1）病例对照研究。根据临床诊断、基本的流行病学信息以及病因假设，设立病例组和对照组，并开展调查分析。比较病例组与对照组在某危险因素的暴露比例差别，分析其统计学差异，从而推断某危险因素与疾病之间的关联程度。病例组应尽量选择实验室确诊病例，而对照组应选择在具有共同暴露机会的人群中经过粪便检测已排除带菌的人群。

（2）回顾性队列研究。在某个特定人群中（如参加某起聚餐的人群），根据是否已接受某种暴露因素及（或）暴露程度的差异将人群分组（即研究队列），测量比较这些不同组的发病率等，以探讨暴露的危险因素与疾病的关联程度。有多个可疑的暴露因素时，应分别针对各可疑暴露因素进行队列研究和分析。在霍乱疫情调查中，回顾性队列研究常用于某些能明确跟踪并收集所有受累及人群暴露信息事件的病因推断。

7）隔离治疗患者和带菌者

隔离治疗菌痢患者和带菌者是控制传染源的有效措施。对患者、疑似患者和带菌者要分别隔离治疗。停服抗菌药物后，连续2次粪便培养未检出霍乱弧菌者后方可解除隔离。

3.3.2　疫点疫区管理

（1）划定疫点、疫区。

①疫点。指发生患者、疑似患者或发现带菌者的地方。一般指同门户出入的地方或与患者、疑似患者、带菌者生活上密切相关的若干户范围。根据传染源的污染情况，一个传染源可有一个以上的疫点。

②疫区。为了防止疫点外污染造成续发感染和向外传播，要根据疫点的地理位置、水系分布、交通情况、自然村落等特点来划定疫区。在农村一般以一个村或几个村、一个乡或毗邻乡，在城市一般以一个或几个居委会或一个街道为范围划为疫区。

（2）疫点、疫区的消毒工作。认真做好疫点、疫区内的消毒工作，特别是对患者、疑似患者和带菌者的吐泻物和污染过的环境、物品、饮用水等进行消毒处理。疫点、疫区内的消毒包括随时消毒和终末消毒。

①随时消毒。

排泄物、呕吐物，按1体积吐泻物加1/5体积漂白粉搅拌均匀，消毒120 min；盛排泄物、呕吐物的容器用有效氯500 mg/L浸泡120 min。

餐具用有效氯250 mg/L浸泡30 min、200 mg/L过氧乙酸浸泡15 min或煮沸20 min。

残余的需要消毒的食物，按1份食物加1/5体积的漂白粉搅拌均匀后消毒120 min，或有效氯500 mg/L澄清液浸泡2 h，或煮沸20 min。

对需要消毒的衣物、被单，用有效氯125 mg/L溶液浸泡30 min、福尔马林25 mL/m³熏蒸12 h、250 mg/L碘附浸泡30 min或煮沸20 min。

地面、家具、墙壁及运送患者的交通工具等，用0.2%的过氧乙酸喷雾作用30 min或用3%甲酚皂溶液喷雾、擦拭或洗刷。

对垃圾、厕所，用3% ~5%甲酚皂溶液或有效氯500 mg/L澄清液喷雾或洗刷。

疫点内井水消毒，使用含有效氯25% ~35%的漂白粉，所加的克数按加氯量3 g/m³标准计算〔公式：井口直径（m）²水深×（m）×0.8×3）；缸水消毒，按25kg水加漂白粉精片2片计算，将漂白粉精片研碎后加少量水调成糊状，倒入缸内搅拌，30 min后使用。

②终末消毒。

首先向患者家属解释消毒目的、过程和注意事项，请患者家属配合开展工作；然后了解患者发病时居住和活动的区域、触及物品以及吐泻物污染区域，将未受污染并且不能进行消毒的物品进行遮掩或转移。

消毒前需要穿戴好个人防护服和手套。消毒时先灭苍蝇、蟑螂，然后按由外向内的顺序，喷雾或擦拭消毒门把手、地面、墙壁、家具、厕所等处；从不同房间及最后退出时，边退边消毒经过的地面。

对于室外环境，根据流行病学调查和室外环境采集标本的实验检测结果，对污染区域及可能污染区域进行消毒。

（3）疫点的解除。当疫点内上述措施均已落实，密切接触者经过粪检和医学观察期，无续发患者或带菌者出现时可予以解除。若有新患者和带菌者出现，则继续做好疫点内各项工作，达到上述要求时再行解除。如无粪检条件，自疫点处理后 5 d 内再无新病例出现时亦可解除。

（4）疫区处理。

①加强卫生宣传教育，要点如下·

不喝生水（未消毒），不吃用生水洗过的食物、不吃变质食物，尤其是生冷海水产品，不用生水漱口、刷牙。

饭前便后要洗手，碗筷要消毒，生熟炊具要分开，要防蝇、灭蝇。

不随地大便，不乱丢垃圾污物，不污染水源。发现吐、泻患者时需及时报告。

不到疫区外集镇赶集，不到患者家或患者所在村串门，不举办婚、丧酒宴和聚餐。

市场购买的熟食品和隔夜食品要加热煮沸。

②及时发现患者、疑似患者和带菌者。当地各级医疗机构要加强腹泻门诊和巡回医疗，对腹泻患者要做好登记报告，发现疑似患者时要隔离留验。对疫区人群，要按流行病学指征进行检索，及时发现传染源，特别要及时发现首发病例同期内的所有腹泻患者，并及时处理。

③加强饮用水卫生管理。饮用河水地区，禁止在河内洗涤便桶、患者衣物、食具、食物及下河游泳；饮用塘水地区，提倡分塘用水，提倡用密闭取水方法（即饮水和洗涤用水分开，饮水需消毒）；饮用井水地区，水井要有栏、台、盖和公用水桶，要有专人负责饮用水消毒；饮用自来水地区，管网水和末梢水余氯含量要符合要求。

④加强饮食卫生和集市贸易管理。认真执行《中华人民共

和国食品安全法 》，不可出售不符合卫生要求的食物。凡不符合卫生要求的饮食店、摊要限期达到卫生要求，在未达到卫生要求前需暂停营业。饮食从业人员要接受带菌检查，发现阳性者要及时隔离治疗。对集市贸易要加强卫生管理，市场管理人员应严格执行各项卫生规章制度，食药部门要加强督促检查。

⑤做好粪便管理，改善环境卫生，进行粪便无害化处理。使用水粪的地区，粪池、粪缸要加盖。粪便管理以不污染环境，并达到杀蛆灭蝇为原则。

⑥对疫情控制程度、效果进行综合评价后，在最后一例病例出现后，经过一个最长潜伏期后无新病例发生，确定无再传播和扩散后方可解除。

3.3.3　疫情解除后观察

疫情解除后，为了防止疫情再次发生，必须继续做好以下几项工作，即：卫生宣传教育、"三管一灭"（管理水源、管理饮食、管理粪便和消灭苍蝇）、对腹泻患者和疑似患者的妥善处理、有重点的人群检索、水体定点采样观察等。疫情解除后观察时间的长短，可根据流行病学指征而定。

3.3.4　阳性水体管理

对检测出流行株的阳性水体，必须加强管理。应竖立警示牌，告诫群众暂勿使用。在阳性水体周围检出患者和带菌者时，要引起警惕，防止水型暴发。与阳性水体有关的地区，要加强联防。对周围人群或重点人群进行监测；对水体周边进一步做好饮用水消毒和粪便管理，教育群众避免接触。在水体阳性期间，禁止在该水域从事捕捞等作业。

3.3.5 阳性食品管理

被霍乱弧菌污染的食品，必须停止生产及销售，严防发生食源性传播、流行。要尽量查清可能的污染来源及销售的去向，以便采取相应的防制措施，同时加强对同类品种和周围有关食品的监测。

3.3.6 "三管一灭"工作

管理水源、管理饮食、管理粪便和消灭苍蝇是我国多年提倡的综合性预防控制措施。做好"三管一灭"，有利于控制传染源，切断传播途径。

（1）集中式供水应加氯消毒，开放性水源、大口井及其他不能加氯消毒的水体应对实施取用的桶、缸进行消毒。了解当地生活习惯和家庭生活污水、粪便排放方式，避免未经处理的污水、粪便污染环境水体。

（2）加强食品卫生和农贸市场的卫生管理。发生霍乱的暴发或流行时，协同卫生监督部门做好疫点（疫区）饮食摊点和农贸市场的日常经营活动；疫点（疫区）禁止加工出售生冷食品；对饮食从业人员进行病例检索和带菌调查；严格要求饮食从业人员的卫生操作；检出霍乱弧菌的农贸市场需进行环境消毒，并销毁被污染的食品。

（3）做好粪便管理，防止污染环境。农村地区结合积肥造肥，迅速建造贮粪池，施行加盖密封发酵，高温堆肥，陈粪施肥。使用水粪的地区，粪池、粪缸要加盖。粪便管理以不污染环境、杀蛆灭蝇为原则，改善环境卫生。要处理苍蝇滋生地，拆迁、关停污染饮用水源、环境水体的厕所、粪缸、粪池，采用规范方法杀蛆、灭蝇、消毒，严禁未经消毒处理的粪便直接入水。

（4）灭蝇。根据控制疫情的需要进行喷洒消毒。

3.3.7 密切接触者管理

对密切接触者开展医学隔离观察，调查与传染源发病前7 d内及病后的饮食和生活上密切接触的人，了解其健康状况，特别要注意监测每日大便的性状及次数。自接触之日起观察7 d。

原则上不提倡使用药物预防，根据实际情况需要，如在流行特别严重的地区或人群中，为控制流行趋势，可考虑对疫点（疫区）的健康人群及病例的密切接触者进行预防服药。一般应根据药敏试验结果选取一种抗菌药物，连续服用3 d。

3.3.8 疫情监测工作

建立针对霍乱暴发流行的专项监测，建立监测病例定义和报告制度（报告单位、频次、内容），对当地的饮食和水源进行定期或不定期检测。加强监测特殊人员，如饮食服务人员。

3.3.9 社会健康教育

通过多种途径向群众宣传霍乱防治要点，宣传内容要通俗易懂，表达准确。宣传重点包括：不食生冷食品、饭前便后要养成勤洗手的习惯、如何正确使用消毒药品对自家缸水（桶水）进行消毒、流行期间不举行大型聚餐活动，以及一旦出现发热、腹泻症状应及早去正规医疗机构就诊等。

实验室检测

4.1 实验室生物安全

4.1.1 病原分类等级

霍乱属于《中华人民共和国传染病防治法》中规定的甲类报告管理传染病，在《人间传染的病原微生物名录（2006年）》中，霍乱弧菌流行株为第二类病原微生物（属于高致病性病原微生物）；非流行株危害程度为第三类病原微生物。其大量活菌操作、样本检测均可按要求在生物安全二级实验室（BSL-2）进行病原体操作，动物感染实验应在动物生物安全二级实验室（ABSL-2）中进行；非感染性材料的实验（如不含致病性活菌材料的分子生物学、免疫学等实验），在生物安全一级实验室（BSL-1）进行操作。其中，霍乱弧菌产毒株按流行株进行管理。

4.1.2　个人防护用品

在现场调查和样品采集的过程中，应避免与被霍乱弧菌污染的部分接触，必要时穿戴防护服、手套和口罩。尤其在采集样品（包括患者、疑似患者或疑似带菌者的标本，以及非患者的其他所有标本）的过程中，涉及对霍乱弧菌污染调查，对采集样品均需按含有霍乱弧菌病原体处理，需戴手套操作，操作中尽量避免污染其他物品表面。

现场消杀处置时，为防止大量化学消毒剂对人体产生的危害及污染物气溶胶的影响，应着防护服、手套和口罩。

实验时着防护服和手套，必要时可戴口罩（如处理大量活菌及感染性材料、较长时间操作时）。操作过程中严格遵守操作流程，保障实验操作不遗撒含菌材料、不污染台面。勤洗手，操作完毕离开实验室时需对双手进行彻底消毒清洗。

4.1.3　菌种样本保存与运输

根据《病原微生物实验室生物安全管理条例（2018年）》和《人间传染的病原微生物菌（毒）种保藏机构管理办法（2009年）》，霍乱弧菌作为高致病性微生物应当保藏于由行政主管部门指定的具有资质的保藏机构（浙江省疾控中心）进行保藏，其他检出并保存有霍乱弧菌菌株的机构，在实验活动结束后需及时销毁或6个月内送至保藏机构保藏。

对霍乱弧菌进行采样检测、菌株保藏和运输时，应当双人操作、双人管理、双人护送，并进行相关记录。实验室应当建立实验档案，记录实验室使用情况和安全监督情况，从事的相关实验活动的档案保存期不少于20年。

霍乱弧菌菌株或样本的运输，需按照《可感染人类的高致病性病原微生物菌（毒）种或样本运输管理规定（2005年）》的相关规定，办理申办手续、包装、运输和接收。所有涉及霍乱弧菌的标本和培养物均属于A类感染性物质（联合国编号为UN2814），应按国际民航组织（IATA）文件doc9284《危险品航空安全运输技术细则》PI602要求进行包装。

注：基于传播风险的可控性，WHO下属霍乱控制机构GTFCC建议按B类感染性物质UN3373包装运输[4]。

4.1.4 废弃物处置

根据《医疗废物管理条例（2011修订）》，医疗废物中霍乱弧菌的培养基、标本和菌种、毒种保存液等高危险废物，应当就地消毒，按照本单位确定的内部医疗废物运送时间和路线收集运送至暂时贮存地点，再交医疗废物集中处置单位处置。

医疗卫生机构产生的污水、传染病患者或者疑似传染病患者的排泄物，应当按照国家规定严格消毒。达到国家规定的排放标准后，方可排入污水处理系统。

医疗废物的暂时贮存设施、设备，应当远离医疗区、食品加工区、人员活动区和生活垃圾存放场所，并设置明显的警示标识，并规范防渗漏、防鼠、防蚊蝇、防蟑螂、防盗及预防儿童接触等安全保障措施。

4.2 样品采集与送检

4.2.1 采样要求

现场标本采集是否规范、采样质量是否符合要求，对实验室检测结果有很大的影响。标本采集应由专业人员来执行，注意生物安全防护，防止样品污染、交叉污染和自身感染。标本应有唯一编号作为标识。标本在采集后应尽快送往实验室进行分离培养，若遇到高温天气，应冷藏送检，需防止标本局部冻结。

4.2.2 采样准备

采样前根据现场实际需要和可能采样的种类准备相应的物品：

（1）采样容器。采样管（粪便/呕吐物/物表拭子）、采样袋（粪便/呕吐物/污染食品等）、采样瓶（环境/污染水体）。采样管采样比较方便，多数情况下，样品量要求不高时，可使用采样管，管内盛有适量采样液（不超过管2/3），常用生理盐水，若无法及时送检可使用Cary-Blair运送培养基。为提高节省检测时间并抑制杂菌，可直接使用碱性蛋白胨水（Alkaline peptone water，APW），常温尽快送检（高温天气应放置冰袋冷藏送检）。

（2）采样工具。采样拭子、镊子、剪刀、酒精灯、消毒棉球、采样架、采送样表（表3-2和表3-4）、样品标识、笔、一次性无纺布操作垫、废弃物收纳袋、手套、口罩、工作服防护用品等。注意：用于核酸检测的采样拭子应使用人工合成的纤维拭子。

（3）送样工具。符合生物安全要求的专用标本运送箱，带生物安全标识的标本袋、送样罐。

4.2.3 采样种类与方法

（1）粪便。粪便应在使用抗生素之前采集。采取新鲜粪便，一般要求水样便，采便量1~3 mL。若无粪便，可采集肛拭子，蘸湿后，由肛门插入直肠内3~5 cm（幼儿2~3 cm）处，旋转360°，自肛管内壁表面采集拭取后放入采样管。

（2）呕吐物。用无菌压舌板或两支拭子挑取少量呕吐物（约1 mL）作为检材，放入采样管。

（3）环境水体。包括江河水、港湾海水、沟渠水、池塘水、湖水、井水、水源水、排放污水、水产品养殖水等。需要时也可采集水体的底泥作为检材。采样时，静止水体（多数情况）可使用盐水瓶法：以灭菌的500 mL盐水瓶采取30 cm深度以内的表层水450 mL送检；对于河流、污水等快速流动水体，可使用Moore纱布集菌法：使用灭菌准备多次折叠的120 cm×15 cm纱布块，放置采样点或排污口，通过系绳固定（一端系折叠纱布块中部，一端系树枝或支持物上），放置24~48 h后放入灭菌采样瓶。注意：剪去可能污染的系绳多余部分。对于大体积水样的采集，可使用Spira纱布集菌法：取容量500 mL的塑料瓶/桶，底部割出一个直径2 cm的孔，垫上折叠数层的120 cm×180 cm大小的纱布。注意底部垫满、垫实。取所需体积水样（如1 L）从瓶口顶部注入，确保水样经纱布过滤后流出去而不是从纱布旁边直接流出去。处理完后采样纱布放入采样

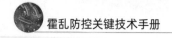

瓶送检。

（4）食品、水产品。针对不同的可疑食品、水产品，采集整体或涂抹拭子部分标本放入采样袋，亦可采集拭子涂抹样放入采样管送检。

（5）物体表面标本。用采样拭子蘸以碱性蛋白胨水涂抹污染的衣物、食物操作台、砧板等物体表面，放入采样管。

（6）苍蝇标本。在每个采样点以10~15只苍蝇作为一份标本放入采样袋或采样试管。

4.3　增菌与分离培养

4.3.1　增菌培养

（1）碱性蛋白胨水运送的样本。送至实验室后直接放37℃增菌培养6~8 h。

（2）非碱性蛋白胨水运送的样本。根据样本性质，选择以下方式37 ℃增菌培养6~8 h。

①用灭菌吸管吸取1 mL样液接种到APW中。

②以采样拭子涂抹采集的食品、水产品等标本，将采样拭子置于AP管中。

③采集450 mL水样的盐水瓶加入50 mL的10倍APW浓缩液，成为单倍。

④含水较大的采样纱布，可使用10倍APW浓缩液，根据体积补水至单倍。

⑤固体标本（食品、水产品、污泥等），剪取污染部位剪碎

或匀浆后称取25 g标本，加入225 mL的APW，必要时调整pH至9.2及二次增菌。

（3）二次增菌。对于菌含量较少的标本（污染程度低、已使用抗生素治疗、非流行季节监测或带菌调查标本），为提高检出率，可进行二次增菌。从一次增菌的6~8 h培养液中，吸取0.1~0.2 mL表层培养物，接种到新鲜碱性蛋白胨水中，再次置37℃培养6~8 h。

注意：增菌培养时间不强求6~8 h，增菌液出现明显细菌生长（上部混浊絮状生长物或表层菌膜）即可。增菌液未出现明显细菌生长且pH未明显改变时，可适当延长培养时间。对于菌含量或污染程度高的标本（如急性期水样便）可直接划线接种平板进行分离培养。

4.3.2　分离培养

分离培养用的培养基有：强选择性培养基（TCBS琼脂、庆大霉素琼脂、4号琼脂等）、弱选择性培养基（碱性琼脂和碱性胆盐琼脂等）、无选择性培养基（营养琼脂）。为抑制杂菌生长，建议使用强选择性培养基。以灭菌接种环从增菌液表层取一接种环培养物，分区划线接种于选择性培养基平板，置37℃培养18~24 h，挑取可疑菌落进行菌株鉴定。

霍乱弧菌菌落特征为：

（1）营养琼脂、碱性琼脂。生长迅速，18~24 h菌落直径可达2 mm以上；菌落呈圆形、边缘整齐、无色透明或半透明、表面光滑湿润、扁平或稍隆起形如水滴状（营养琼脂上尤其明显）。

（2）庆大霉素琼脂、4号琼脂。生长相对略慢于营养琼脂、碱性琼脂，菌落灰色、半透明；随着培养时间的延长，灰色现象越明显（含有亚碲酸钾），菌落中央出现明显的灰黑色，边缘半透明、略带灰色。

（3）TCBS琼脂。菌落直径可达2 mm以上，边缘整齐且略半透明，中央有不透明的黄色菌落（发酵蔗糖），表面光滑湿润，扁平或稍隆起，易与不发酵蔗糖的副溶血弧菌的蓝绿色菌落区别，故WHO推荐使用TCBS。值得注意的是，TCBS成分复杂，上生长的菌落黏性强且有色，不适合用于玻片凝集试验和氧化酶试验。

注意：经验丰富的实验人员可挑选可疑典型菌落进行快速鉴定，而缺乏经验的实验人员建议先利用氧化酶试验排除非霍乱弧菌。其方法是：用铂金环（不能用含镍铬铁合金的接种环，也可用牙签、其他木制品等）从无碳水化合物成分的非选择性琼脂上取新鲜培养物，涂抹在滤纸上，取2~3滴氧化酶试剂（1%盐酸四甲基对苯二胺）滴加在菌苔上，20 s内出现深紫色为阳性，超过20 s不应判为阳性，同时应设立阴、阳性对照。

4.4 快速鉴定

4.4.1 诊断血清鉴定

（1）玻片凝集试验。用于玻片凝集的诊断血清的效价，一般为1：40~1：50，血清原效价应作适当稀释，如原效价为1：1280制成1：50效价的血清，其稀释倍数为1280×1/50 = 25.6倍。试验方法：将稀释诊断血清滴加在洁净的玻片或平皿上，再以接种针或接种环取可疑菌落放在血清液滴近旁，研磨均匀后混入血清内制成均匀悬液。很快（一般不超过10 s）出现肉眼可见的明显凝集者为阳性。凝集的菌落应同时与生理盐水混匀作对照，以排除自然凝集。为减少工作量，推荐使用O1、O139群混合双价诊断血清，凝集阳性时再用单价群血清进一步分群。O1群阳性者需进一步血清分型：用小川型和稻叶型单价血清或单克隆抗体作玻片凝集，与小川型血清凝集、与稻叶型血清不凝集者为小川型，反之为稻叶型。在两个单价血清中都有同等强度的明显凝集者为彦岛型。小川型菌株有时在稻叶型单价血清中出现弱凝集。该试验操作简便，适合于血清群和型的快速鉴定。

（2）试管凝集试验。对于凝集不良或在两群单价血清中均有良好凝集，且需要进一步鉴定的特殊菌株可做试管凝集。方法如下：将霍乱弧菌原效价诊断血清，用生理盐水自1∶20开始对倍连续稀释，每管加入0.5 mL稀释血清。将被检菌的16~18 h营养琼脂新鲜培养物，制成0.2%福尔马林生理盐水悬液（相当于标准比浊管浓度，约含18亿cfu/mL），取0.5 mL加至各管，摇匀，置37℃ 3 h观察初步结果，然后放室温或37℃过夜，观察最后结果。通常以肉眼看出(++)凝集的血清最高稀释倍数作为凝集滴度，凝集滴度达到或超过血清原效价的1/2有诊断意义。注意：未达到1/2的也不轻易排除，应检查使用的血清和菌液是否有误，必要时候重做一次；或采用凝集素吸收试验检查是否为"低凝弧菌"，即与O1或O139群霍乱弧菌有低度交叉凝集的非O1、非O139群霍乱弧菌；实验应设置生理盐水对照排除自然凝集。

4.4.2 金标快速检测（RDT）

目前已有商品化的快速检测试剂用于霍乱弧菌O1、O139群鉴定，主要基于免疫层析技术（如金标试剂），该类试剂操作简便、快速（30 min内可完成），不仅可用于霍乱弧菌培养物，还可用于临床或现场即时检测（point-of-care testing，POCT）。美国CDC已将金标试剂Crystal® VC Rapid Diagnostic Test（RDT）作为霍乱弧菌常规检测方法[6]，但由于此方法的敏感性和特异性并非最佳，其阳性结果仍需传统的分离与鉴定方法来确认。该方法不适于含菌量低的标本检测。

4.4.3 质谱鉴定

随着经济条件的提高，基质辅助激光解析电离飞行时间质谱（MALDI-TOF MS）鉴定仪逐渐进入各实验室，尽管设备价格昂贵，但MALDI-TOF MS用于微生物特异蛋白分子的鉴定具有快速、简便，数分钟完成且无特殊操作的特点，优势明显。目前市场上主流产品为bioMerieux VITEK MS和Brucker MALDI Biotyper，其准确度主要取决于数据库的完善程度。需要提醒的是，微生物鉴定需要事先获得纯培养物，且目前只能鉴定到霍乱弧菌种，暂无法鉴定血清群及型别。

4.4.4 PCR检测

霍乱弧菌核酸检测方法的种类比较多，如等温扩增、核酸杂交及聚合酶链反应（PCR）、全基因组测序（WGS）等，鉴于现场操作的方便性、检测条件及应急处置时限等要求，核酸检测方法尚难真正用于现场即时检测（POCT）。目前，PCR为基础的检测方法中，荧光PCR是用于霍乱弧菌核酸检测的主要方法。根据WHO对霍乱确认病例的定义：经分离培养和PCR鉴定为霍乱弧菌O1或O139群产毒株感染的疑似病例。对霍乱疑似病例定义为：非霍乱暴发地区任何2岁以上的人出现急性水样腹泻（acute watery diarrhoea，AWD），且严重脱水或死于AWD；暴发地区任何患有AWD或死于AWD的人[7]。可见PCR方法，可作为传统分离培养的替代方法，尤其在分离培养条件受限或检测时限要求高的实验室，可使用荧光PCR方法，其发挥快速、灵敏、特异的优势常用于实验室诊断。以下罗列了不同文献来源的qPCR引物探针（表4-1）供检测人员合成使用，其中《Pathogens》报道的方法[8]为单管四重实时直接RT-PCR方法，其文献使用了温和裂解剂、扩增剂，可免核酸提取同时检测RNA、DNA，简便而灵敏；《Diagn Microbiol Infect Dis》报道的方法[9]可对O1群霍乱弧菌进行生物分型，推荐使用。当然，国内也有多个商品试剂盒可供选用。

表4-1 检测霍乱弧菌的 qPCR 引物探针

目标基因	引物探针	序列及修饰（5'-3'）	反应浓度（uM）	参考来源及说明
ctxAB	m-ctxA-F	CTTCCCTCCAAGCTCTATGCTC	0.2	霍乱防治手册（第六版），2013：93. 反应条件：95 ℃ 30 s，40 cycles：95 ℃5 s，60 ℃ 20 s.
	m-ctxA-R	TACATCGTAATAGGGGCTACAGAG	0.2	
	m-ctxA-P	FAM-ACCTGCCAATCCATAACCATCTGCTGCTG-BHQ1	0.2	
rfb-O1	m-O1-F	GGAATAAACTCAAGGCGATGAAGTG	0.2	
	m-O1-R	TAGAGACTCACCTTCGATTTCAGC	0.2	
	m-O1-P	FAM-AAAACGGGGTAACGCACCACACTGGACT-BHQ1	0.2	
rfb-O139	m-O139-F	CGATGGCGTGTTCATTAGAAGG	0.2	
	m-O139-R	TCCCTTTCCACCTCGGTATTTC	0.2	
	m-O139-P	HEX-CGGCAAACTGGCAGCAAACTCAGCA-BHQ1	0.2	

（续表）

目标基因	引物探针	序列及修饰 (5'-3')	反应浓度 (uM)	参考来源及说明
epsM	epsM-F	GGTCTCATGGATTGCGTATTTG	0.4	
	epsM-R	GTTGCAGACGTTTGACTTCC	0.4	
	epsM-P	FAM-ACGGTCAATATCAATCGCATCCACGCT-DBQ1	0.2	Pathogens, 2022, 11（8）: 865.
ctxA	ctxA-F	GGGTGCTTGATGAACAATTACA	0.5	使用 epsM 作为霍乱菌种特异性基
	ctxA-R	TTCCCTCCAAGCTCTATGC	0.5	因；DBQ1, DBQ2 为分别使用 BHQ1,
	ctxA-P	HEX-ACCTGCCAATCCATAACCATCTGCTGC-DBQ1	0.25	BHQ2 基团的双淬灭荧光探针。
rfb-O1	O1-F	CAAGGCGGATGAAGTGATTGTA	0.4	反应条件: 50℃10 min, 95 ℃ 3 min,
	O1-R	CGCTCACTTGTAGAGACTCA	0.4	40 cycles: 95 ℃ 3 s, 60 ℃ 20 s.
	O1-P	ROX-ACGGGTAACGCACCACACTGGACTATG-DBQ2	0.2	
rfb-O139	O139-F	GGTACATAACGATACAGTACTTCTC	0.5	
	O139-R	CGATGGCGTGTTCATTAGA	0.5	
	O139-P	CY5-CCTTGTTAGACCACCGCATTGCTGAGT-DBQ2	0.25	

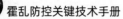

（续表）

目标基因	引物探针	序列及修饰（5'-3'）	反应浓度（uM）	参考来源及说明
toxR	toxR-F1	CCGAATAACCACCCTGATCTTT	0.4	Diagn Microbiol Infect Dis, 2018, 90（3）: 171.
	toxR-R1	ACCTGTGGCAATGACTTCTATC	0.4	使用 *toxR* 作为霍乱弧菌种特异性基因；
	toxR-Pr	CY5-ACTGGCTACCGTCAATCGAACTGT-BHQ2	0.2	反应组合：
ctxA	ctxA-F1	TCCGGAGCATAGAGCTTGGA	0.4	Panel 1：*toxR*，wbeO1，*tcpA-classical*
	ctxA-R1	TCGATGATCTTGGAGCATTCC	0.4	Panel 2：*ctxA*，*wbfO139*，*tcpA-El-Tor*
	ctxA-Pr	CY5-CCGTGGATTCATCATGCACCGC-BHQ2	0.2	反应条件：
wbeO1	wbeO1-F1	GTTGAGAAAGGGGCGGGTCTAATAA	0.4	95 ℃ 3 min,
	wbeO1-R1	TGTCTGGTACTTGAGTGTGGTAAG	0.4	40 cycles：95 ℃ 3 s，60 ℃ 20 s.
	wbeO1-Pr	FAM-TGCCTCAGCAATGGA-BHQ1	0.2	
wbfO139	wbfO139-F1	AGAAGCCAGTCGCAGTAAAG	0.4	
	wbfO139-R1	TCGCCATCTTCCAGCATAAA	0.4	
	wbfO139-Pr	FAM-TGGTGGTACAGCTTAGCCGCATTA-BHQ2	0.2	
tcpA -Classical	tcpA Cl-F1	GCGTAATGCAGCAGCTAATAAA	0.4	
	tcpA Cl-R1	TATGGGAACATATCACCGACAC	0.4	
	tcpA Cl-Pr	JOE-ATGGTCTGACACAGGCTCAATGCA-BHQ1	0.2	
tcpA- El tor	tcpA El-F1	ATCCTTTCACTGGTACAGCTATG	0.4	
	tcpA El-R1	GTCAAGCCACCGACTGTAAT	0.4	
	tcpA El-Pr	JOE-GTCAAGCCACCGACTGTAAT-BHQ1	0.2	

4.5 进一步分析

鉴于霍乱诊断取决于霍乱弧菌群型和产毒性鉴定，绝大多数情况下，利用上述方法可快速完成以应急检测为目的的诊断与鉴定工作，下述进一步分析的方法操作复杂且非本手册关注内容，不作详述，具体可参考相关文献。当快速鉴定有难度或需要进一步了解霍乱弧菌生化特性、基因组特征、分子溯源分析时，可进一步检测分析。

4.5.1 生化试验

生化试验包括氧化酶试验（有助于排除肠杆菌）、黏丝试验（有助于排除气单胞菌）、6% 氯化钠生长试验（有助于排除河弧菌与气单胞菌）和 O/129 敏感试验（有助于排除 O1 群霍乱弧菌）。与手工试验相比，商业化的生化试剂和设备生化项目更全面、操作更简便，如生物梅里埃公司提供的 ID32 和 API-20 E 及 VITEK2 细菌鉴定仪等都可以很好地鉴定弧菌属。

4.5.2 生物分型

O1 群霍乱弧菌包括了古典生物型和埃尔托生物型。O1 群霍乱弧菌生物型的鉴别主要依赖于第 IV 组霍乱弧菌噬菌体（10^6/mL）裂解试验（古典生物型＋）、多黏菌素 B 敏感试验（古典生物型＋）、鸡血球凝集试验（古典生物型多－）、V-P 试验（古典生物型-）和溶血试验（古典生物型－）5 项。1966 年建立了噬菌体分型方案，根据5株国内分离的弧菌噬菌体（VP1～VP5），将O1群埃尔托型霍乱弧菌分成32个噬菌体型，其中1~6型属流行株。1975年进一步提出生物分型方案，即根据菌株的溶源性、对溶源噬菌体的敏感性、山梨醇发酵试验和溶血试验4个生物学性状，将埃尔托型菌株分成12个生物型，其中a～f生物型为流行株。

4.5.3　产毒检测

产毒检测目前有 Oxiod 公司测定霍乱毒素和产毒性大肠杆菌热不稳定毒素（LT）的反向被动血凝试剂盒（VET-RPLA）。GM1-ELISA及一些新研究方法，目前还缺乏标准化或者缺乏商业化的试剂盒。另外，需要注意直接检测毒素的方法会与产毒性大肠杆菌LT毒素出现交叉反应。

4.5.4　耐药检测

霍乱弧菌耐药检测有利于菌株溯源分析和治疗用药的选择，主要采用体外抗菌药物敏感试验，试验方法主要有定性测定的纸片琼脂扩散法（Kirby-Bauer test，简称K-B法）、定量测定的稀释法（dilution test）和浓度梯度法（E-test），所用琼脂为酪蛋白琼脂（Mueller-Hinton，MH）。K-B 法最为常用，其优点为成本较低、操作简单、重复性好，且抗菌药物的选择有很大的灵活性。稀释法包括琼脂稀释法和肉汤稀释法，是一种可靠、标准化的方法，可直接定量测出药物对待检菌株的最小抑菌浓度（minimal inhibitory concentration，MIC）。E-test法结合扩散法和稀释法的原理和特点，操作简便如扩散法，但可以同稀释法一样获得待检菌对药物的MIC。E-test法成本高，使用受限，目前广泛采用WHO推荐的改良纸片扩散法。

4.5.5 分子分型

基于核酸的分子分型方法有脉冲场凝胶电泳（PFGE）、多位点重复序列可变数目分型（MLVA）、多位点序列分型（MLST）等。目前使用较多的PFGE是我国细菌性传染病分子分型实验室监测网络（PulseNet China）的主要方法，霍乱弧菌PFGE选用识别少见酶切位点的内切酶（多采用Not I一种酶）切割DNA，获得的DNA大片段在外加脉冲电场的低浓度琼脂糖凝胶中分离，产生数量有限的DNA条带。其原理是DNA分子在脉冲电场中随着电泳方向的改变不断改变其分子构象，挤过凝胶间隙。小的DNA分子比大的分子重新定向较快，在凝胶中移动快，从而使小分子DNA片段与大片段相分离、同时较大的DNA片段也能被有效分离，在凝胶上按染色体片段长度的不同而呈现出电泳带型。

全基因组测序WGS，能提供完善的全基因组序列信息，对于病原体识别、分子分型、耐药监测、溯源分析十分重要。测序结果原始数据（rawdata）定期通过移动硬盘或光盘送上级网络实验室。

我国国家致病菌识别网，包括PulseNet China，是依托国家、省、市、县四级疾控中心的实验室监测网络。通过基因组测序、病原鉴定、分子分型、耐药表型检测等技术手段开展细菌性传染病的病原学监测，从细菌特征角度尽早发现有暴发或流行风险的致病菌，快速识别暴发疫情的病原菌，开展实验室溯源分析、提升传染病疫情的实验室病原学监测预警和疫情溯源能力，同时完善病原菌生物学信息库，掌握细菌性传染病病原时空分布、病原特征及变异趋势，为疫情趋势分析、研判和防控决策提供科学依据。

4.6　检测流程与网络实验室

4.6.1　实验室检测策略与流程

根据流行强度、菌污染水平及当前硬件条件，为简化检测工作、提高工作效率，我们重新梳理霍乱实验室检测工作，形成检测策略及流程图（图4-1）。

（1）日常监测。非霍乱疫情防控期间的环境水体、水产品监测适合此策略，由于菌含量低应二次增菌，其后进行传统分离培养+血清鉴定，若不考虑成本且欲及早完成工作，可进行荧光PCR检测，所需检测时间24～48 h。

（2）常规检测。非霍乱疫情防控期间急性水样泻疑似病例标本（肠道门诊标本）检测时，为加快病例实验室确诊，APW增菌后可进行荧光PCR检测，当然也可传统分离培养+血清鉴定，此策略所需检测时间12～24 h。

（3）快速检测。霍乱疫情防控期间，对急性水样泻病例标本（肠道门诊标本）进行应急检测，建议使用核酸提取仪提取纯化后进行荧光PCR检测，可将整个检测时间缩短到2 h内，为霍乱防控的及时处置赢取宝贵时间。

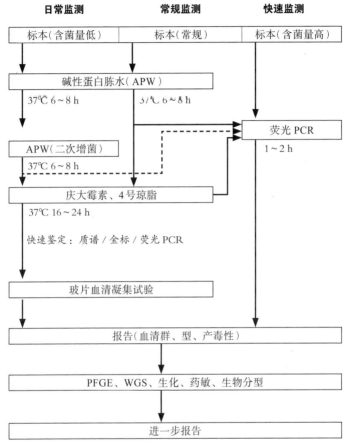

图4-1 霍乱检测策略与流程

注意：荧光PCR检测前，APW增菌液和纯培养物菌悬液建议调整至0.5麦氏浓度后可经热裂解（95℃ 2 min）后取3000 rpm上清液作为扩增模板检测。若为复杂标本（如粪便、呕吐物等），建议使用机器核酸提取纯化后作为扩增模板检测，以避免假阴性。已检测鉴定出霍乱弧菌血清群型与产毒性结果后，应填写实验室检验结果报告单（表4-2），并及时报告临床与现场处置人员，以便快速处置。当需进一步流行研判、溯源分析或上传国家数据时，再进行分子分型、全基因测序、系统生化、生物分型、耐药检测等。

4.6.2 网络实验室与上报流程

根据我国国家致病菌识别网监测方案，各级网络实验室和机构职责如下。

（1）哨点医疗机构。指定专门科室和人员负责致病菌识别网监测工作。

按照监测方案要求，做好霍乱菌株上送、移交登记表（表4-3），并协助临床、公卫相关人员开展诊断鉴别与病例报告工作。

按照监测方案要求，充分利用医院HIS系统，做好样本相关患者信息收集、登记工作。

发生传染病暴发疫情时，协助完成相关的病例调查工作。

接受辖区疾控中心的技术指导和培训，接受卫生健康行政部门组织或委托的督导、考核和评估。

（2）县级疾控机构。收集、复核哨点医院分离的阳性菌株，对于医疗机构无条件开展检测的相关样本进行分离鉴定，并将菌株上送至市疾控中心。

开展辖区暴发疫情的流行病学调查处置并及时向上级报告处置结果。

协助上级或独立开展哨点医院的日常业务督导与培训，每年至少1次。

（3）市级疾控机构。负责本市识别网监测工作的具体组织、实施和协调，开展识别网实验室监测工作，负责本地细菌性传染病监测、暴发疫情处置和实验室技术培训指导。

负责县级网络实验室及哨点医院的日常督导，每年督导2次或以上。

鉴定复核县级网络实验室上送的菌株，按监测工作要求进一步开展实验室分析工作（包括系统生化试验、毒力检测、药敏试验、PFGE分子分型及WGS），及时填报反馈结果。

按要求上送阳性菌株至省疾控机构。

每月对全市识别网监测数据进行分析和反馈，以月报形式报送市卫生健康行政部门，并报上级疾控机构。

（4）卫生健康行政部门。市、县两级卫生健康行政部门负责本辖区识别网监测的组织、协调、督导和评估工作，为识别网工作提供必需的政策和经费支持，组织辖区单位落实致病菌识别网监测工作方案。

注：霍乱为甲类传染病，各级医疗机构、疾控机构及公共卫生、临床等专业人员一旦发现霍乱病例，应按《传染病防治法》2 h内通过传染病疫情网络直报系统或电话、传真等最快的通讯方式及时报告。

表4-2 实验室检验结果报告单（样表）

第　　页

检验编号	原编号	姓名	性别	年龄	地址	标本名称	采样日期	送检单位	收样日期	检测日期	血清群型				ctxAB
											O1群小川型	O1群稻叶型	O1群彦岛型	O139群	阴性阴性

填报单位：　　　　填报人：　　　　填报日期：　　年　月　日

表4-3 霍乱菌株上送、移交登记表（样表）

第 页

送检单位

序号	菌种号	菌株型别	菌株来源	姓名	性别	年龄	地址	发病日期	采样日期	分离日期	鉴定记录			保存日期	保存基质与温度	备注
											血清型别	主要生化	药敏结果			

菌株移交日期： 年 月 日 上送人： 接收人：

参考文献

[1] Global Task Force on Cholera Control（GTFCC）. About Cholera [EB/OL]. https：//www.gtfcc.org/about-cholera/.

[2] 中华人民共和国卫生部传染病标准委员会. WS289-2008霍乱诊断标准 [S]，北京：中华人民共和国卫生部，2008.

[3] US CDC. Zinc Treatment | Cholera | CDC [EB/OL]. https：//www.cdc.gov/cholera/treatment/zinc-treatment.html.

[4] Global Task Force on Cholera Control. Specimen Packaging and Domestic Transportation for Laboratory Confirmation of Vibrio cholerae O1/O139[EB/OL]. https：//www.gtfcc.org/wp-content/uploads/2020/09/gtfcc-job-aid-specimen-packaging-domestic-transportation-for-laboratory-confirmation-of-vibrio-cholerae.pdf.

[5] 肖东楼. 霍乱防治手册(第六版) [M].1 版. 北京：人民卫生出版社，2013.

[6] US CDC. Crystal® VC Rapid Diagnostic Test（RDT）Procedure|Cholera[EB/OL]. https：//www.cdc.gov/cholera/crystal-vc.html.

[7] World Health Organization(WHO). Cholera Outbreak Toolbox[EB/OL]. https : //www.who.int/emergencies/ outbreak-toolkit/disease-outbreak-toolboxes/cholera-outbreak-toolbox.

[8] Yan Y, Zhan L, Zhu G, Zhang J, Li P, Chen L, He P, Luo J, Chen Z. Direct and Rapid Identification of Vibrio Cholerae Serogroup and Toxigenicity by a Novel Multiplex Real-Time Assay. Pathogens. 2022, 11（8）: 865.

[9] Greig DR, Hickey TJ, Boxall MD, Begum H, Gentle A, Jenkins C, Chattaway MA. A real-time multiplex PCR for the identification and typing of Vibrio cholerae. Diagn Microbiol Infect Dis. 2018, 90（3）: 171-176.